Praxis der modernen Spagyrik

Das Heilsystem der PEKANA Spagyrik

Herausgegeben von
Dr. med. Joachim Bandlow, HP Anita Kraut und Dr. med. Michaela Ludwig

1. Auflage 2015

© 2015 ML Verlag in der
Mediengruppe Oberfranken – Fachverlage GmbH & Co. KG, Kulmbach

Druck: CPI books GmbH, Ulm

Titelbild: © Anita Kraut

www.ml-buchverlag.de

ISBN: 978-3-945695-40-1

Inhaltsverzeichnis

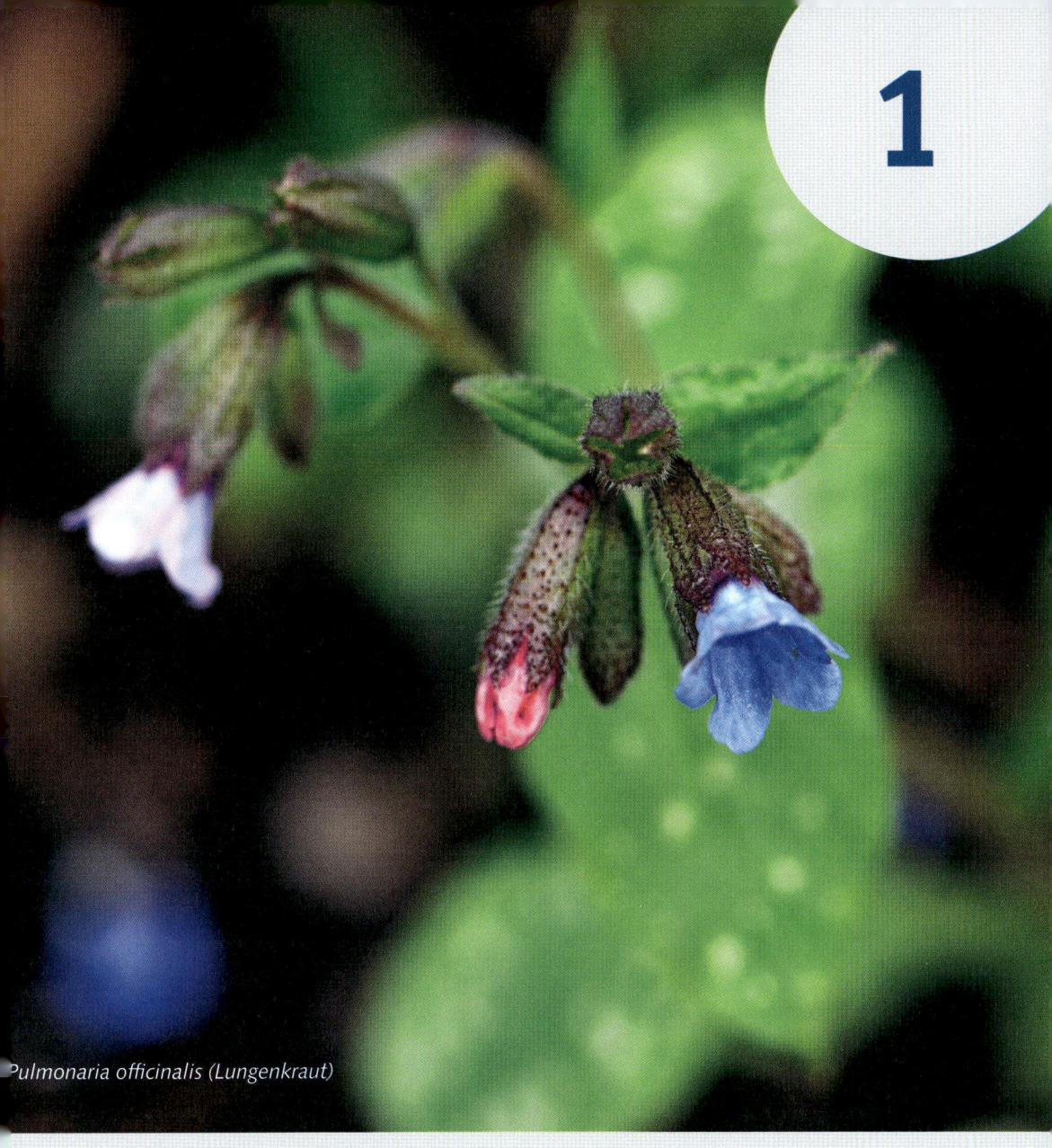

Pulmonaria officinalis (Lungenkraut)

Spagyrik verstehen
und umsetzen

1.   Spagyrik verstehen und umsetzen

Die Spagyrik hat eine lange Tradition. Grundsätzlich geht sie davon aus, dass Gesundheit und Krankheit Seinszustände unseres Wesens sind. Das eine ist ohne das andere nicht denkbar. Diese Erkenntnis wurde – wie auch das Wissen um die Heilkraft der Natur – in der rasanten Entwicklung des technisierten Zeitalters in den Hintergrund gedrängt. Angesichts des Drucks, immer schnell wieder gesund zu werden, sind wir versucht, ausschließlich auf konventionelle Verfahren zurückzugreifen. Gleichzeitig ist das Wissen um die Heilkunst an sich jedoch nicht verloren gegangen, es wurde weitergetragen und auch zu jeder Zeit angewandt. Sie hat bei vielen nur einfach nicht mehr den Platz, der ihr gebührt.

Dieses Buch soll als Nachschlagewerk dienen, mit dessen Hilfe direkt in die Praxis der modernen Spagyrik eingestiegen werden kann.

Der Zugang zur Spagyrik erscheint dem Interessierten oft schwierig. Es entsteht leicht der Eindruck, dass man ein Studium der Alchemie absolvieren muss, um die Zusammenhänge zu verstehen und spagyrisch hergestellte Mittel anwenden zu können. Dies entspricht aber nicht der Realität: Es gilt hier tatsächlich der Grundsatz: Learning by Doing! Die bewährten Arzneimittel können problemlos eingesetzt werden. Wenn aus ersten Erfahrungen damit ein Interesse für die Hintergründe erwächst, so kann diesem auf vielfältige Weise nachgegangen werden.

Der Begriff Spagyrik wurde im Mittelalter geprägt und geht zurück auf die griechischen Worte „spao" (trennen) und „ageiro" (wiedervereinen). Der zentrale Gedanke: Die Bestandteile der Ausgangssubstanz werden durch Verarbeitungsschritte getrennt, aufbereitet und wieder zusammengefügt, der Ausgangsstoff wird gereinigt und veredelt, was eine Verstärkung der Heilkraft zur Folge hat. Die Arzneimittel erfahren im Zuge des Herstellungsverfahrens einen Energiezuwachs, der durch eine Schwingungserhöhung zu erklären ist.

Durch den schonenden, natürlichen Umgang mit den Ausgangsstoffen, zum Beispiel mit einer Pflanze, wird die Vitalenergie vollständig bewahrt und schrittweise erhöht. Das dadurch entstehende spagyrische Arzneimittel ist durch den Veredelungsprozess wesentlich umfassender und intensiver in seiner Wirkung als die ursprüngliche Ausgangssubstanz.

1.1 Ein Blick in die Heilkunst

Ist die Spagyrik nun ein Herstellungsverfahren oder eine Heilmethode? Selbst in naturheil-kundlichen Kreisen ist die Spagyrik noch wenig bekannt.

Krankheit entsteht durch die Destrukturierung von an sich geregelten physiologischen Abläu-fen. Diese Destrukturierung finden wir analog bei der Vergärung im spagyrischen Prozess.

Krankheiten durchlaufen Krisen, die letztendlich nichts anderes als Reinigungsprozesse auf körperlicher, geistiger und seelischer Ebene sind. So finden wir Reinigungsschritte analog im spagyrischen Prozess.

Heilung bedeutet in diesem Prozess die Neustrukturierung der durch die Krise bereinigten und neu formierten physiologischen Abläufe – in der Spagyrik ist dies die Vereinigung der entstan-denen, reinen Inhalte und Energien des Ausgangsmaterials Pflanze. Die Spagyrik kann heute wie in der Vergangenheit als ein Verfahren der Vollendung angesehen werden.

Die aktuelle Zeit erfordert eine hohe Flexibilität. Es finden viele Prozesse gleichzeitig statt. Der Mensch passt sich an, er verändert sich mit den Anforderungen seiner Zeit. Nimmt die Komplexität der Welt zu, gilt das auch für die Gesundheit und die Körperabläufe bis in die Zellebene hinein.

Die PEKANA Arznei – ein Kind der Spagyrik – ist das jüngste Glied in der alchemistischen Arz-neientwicklung. Sie erfüllt energetisch alle Anforderungen, die an unsere Körper-Seele-Geist-Systeme gestellt werden. Sie steht für die Verbindung von Tradition mit den Anforderungen, die von der neuen Zeit sowohl inhaltlich, als auch energetisch gestellt werden.

Dieses Buch vermittelt das Handwerkszeug, um mit spagyrischen Mitteln therapieren zu kön-nen. Sind die Erkrankungsmuster erst einmal erkannt, kann der Patient damit weit über das Körperliche hinaus in seinem „So-Sein" gestützt und begleiten werden. Wird der Mensch wiederum in seiner Disposition richtig eingeschätzt, kann seine Veranlagung unterstützend begleitet werden. Das hat eine prophylaktische Wirkung. Wir holen den Menschen dort ab, wo er mit allen epigenetischen Mustern angelangt ist und zeigen den Weg zur Selbstheilung auf. Das ist ein hochkomplexer Prozess in der ganzheitlichen Therapie.

1.2   Die PEKANA Spagyrik

Basierend auf den Vorgaben des Paracelsus vollzieht sich die Herstellung spagyrischer Arznei-mittel traditionell in vier Schritten. In der PEKANA Spagyrik nach Dr. Peter Beyersdorff wurden diese vier Schritte modernisiert:

1.   *Trennung (Separatio)*

2.   *Reinigung (Purificatio)*

3.   *Veraschung (Calcificatio)*

4.   *Vereinigung (Conjugatio)*

Das Ziel der Spagyrik ist die Freisetzung des Wirkprinzips einer Heilpflanze aus ihrer Gerüst-substanz, oder wie Paracelsus es formulierte: *„ Was wir sehen ist nicht die Arznei, sondern der Körper, in dem sie liegt, denn die Arcana, die Heilkräfte der Elemente, sind unsichtbar. "* In diesem Zusammenhang wird auch die Herstellungsweise spagyrischer Arzneimittel verständ-lich: *„Solve et coagula et habebis magisterium. "* Trenne und vereinige, und du wirst die ver-borgene Heilkraft haben.

Trennung (Separatio) – Schritt 1 der PEKANA Spagyrik

In den Anfängen der Spagyrik wurden die Heilpflanzen zur Aufschließung einer Faulstoffzerset-zung (Putrefactio) unterzogen. Durch die Zersetzung des intakten Pflanzenkörpers soll der Zugang zur Heilkraft der Pflanze ermöglicht werden. Es kommt dabei zu einer Trennung (*Separatio*) der feinen Wirkinformation von der groben Struktur der Pflanze. Paracelsus beschreibt dies wie folgt:

> *„Darumb so lern Alchemyia, die da heisset Spagyria*
> *die lernet das falsch scheiden von dem gerechten. "*

Bei der PEKANA Spagyrik nach Dr. Peter Beyersdorff werden die zerkleinerten Pflanzen im ersten Schritt mit Wasser, Zucker (Saccharose) und Reinzuchthefe (Saccharomyces cerevisiae) vergoren. Diese Vorgehensweise erlaubt eine schonende Aufbereitung der Heilpflanzen. Der im Gärungsprozess entstehende Alkohol fungiert aus spagyrischer Sicht als Träger der Vitale-nergie (Merkur).

Reinigung (Purificatio) – Schritt 2 der PEKANA Spagyrik

Im Anschluss an die Faulstoffzersetzung wurde in der traditionellen Spagyrik eine Wasserdampfdestillation durchgeführt. Dieser Schritt symbolisiert im spagyrischen Prozess die *Reinigung (Purificatio)*. Die Destillation hat aus der historischen Perspektive heraus sicherlich zwei Gründe. Zum einen versprach man sich dadurch eine Vergeistigung des Heilmittels. Zum anderen bestand schlichtweg auch aus hygienischen Gründen die Notwendigkeit, das Endprodukt der Faulstoffzersetzung zu reinigen. Auf diese Art und Weise konnte man den vergeistigten Gärungsalkohol und andere flüchtige Bestandteile der Pflanze, wie die ätherischen Öle, in Reinform gewinnen.

Angeregt durch seine intensive Forschungsarbeit beschloss Dr. Peter Beyersdorff, auch diesen Schritt zu modernisieren. Bei der PEKANA Spagyrik wird das Endprodukt der hefegeführten Gärung nach dem Abpressen der pflanzlichen Bestandteile einer Filtration unterzogen. Dr. Beyersdorff verzichtete bei seinem Verfahren bewusst auf eine Destillation. Dadurch können die für die Pflanze typischen Inhaltsstoffe bewahrt werden. Die auf diese Art und Weise gewonnene Urtinktur spiegelt den individuellen Charakter der Heilpflanzen möglichst unverfälscht wider und bringt aus spagyrischer Sicht eine besonders starke Ausprägung der artspezifischen Wirkkraft (Sulfur) mit sich.

Veraschung (Calcificatio) – Schritt 3 der PEKANA Spagyrik

In der spagyrischen Tradition wurde der Destillationsrückstand verascht. Die zurückgebliebene Asche enthält eine für jede Pflanze spezifische Ansammlung von Mineralien. Diese Mineralien repräsentieren den strukturellen Anteil jeder Heilpflanze (Sal). Gemäß dem Ganzheitsprinzip der Spagyrik ist also auch die Gewinnung der stofflichen Bestandteile jeder Pflanze ein wichtiger Baustein hin zum vollständigen Heilmittel. Paracelsus drückte dies wie folgt aus:

„Um die wunderbaren Heilkräfte der Pflanzen einsetzen zu können, muss das Heilmittel selbst heil sein." – „Heil" meint in diesem Fall „ganz bzw. vollständig".

Den Schritt der *Veraschung (Calcificatio)* zur Gewinnung der mineralischen Bestandteile der Heilpflanzen entwickelte Dr. Beyersdorff wie folgt weiter. In der PEKANA Spagyrik wird der Pressrückstand bei ca. 900 °C verascht. Die Asche gibt man anschließend zur Reinigung in heißes Wasser, rührt bis zur Lösung der mineralischen Bestandteile und filtriert anschließend.

Das Filtrat wird im Wasserbad zur Trocknung eingeengt. So können die mineralischen Bestandteile der Pflanze (Sal) in gereinigter Form gewonnen werden.

Vereinigung (Conjugatio) – Schritt 4 der PEKANA Spagyrik

Die ersten drei Schritte des spagyrischen Herstellungsprozesses befassen sich mit der Abtrennung der heilkräftigen Bestandteile vom Pflanzenkörper. Man rufe sich in diesem Zusammenhang noch einmal folgendes Zitat von Paracelsus ins Gedächtnis:

> *„Was wir sehen ist nicht die Arznei, sondern der Körper, in dem sie liegt,*
> *denn die Arcana, die Heilkräfte der Elemente, sind unsichtbar."*

Im vierten Schritt schließt sich der Kreis hin zur fertigen, spagyrischen Urtinktur: die *Vereinigung (Conjugatio)* der gereinigten, mineralischen Bestandteile der Pflanze (Sal) mit der alkoholischen Gärflüssigkeit (Sulfur + Merkur). Danach findet noch ein letzter Filtrationsvorgang statt.

Die bei PEKANA auf diese spezielle Art und Weise gewonnen spagyrischen Urtinkturen tragen den Zusatz „spag. Peka". Die PEKANA Spagyrik nach Dr. Beyersdorff ist eine einzigartige Möglichkeit, die Ganzheit des Heilprinzips einer Pflanze möglichst vollständig in ein Arzneimittel zu übertragen.

1.3   Gesundheit – Aspekte des biologischen Verständnisses

Wir sprechen von Gesundheit, können dies jedoch nicht tun, ohne den Begriff Krankheit dazu in Beziehung zu setzen – und umgekehrt.

Gerade in den letzten Jahren begegnen uns verstärkt Wortschöpfungen wie Gesundheitsmarkt – gleichgesetzt mit Zukunftsmarkt, Gesundheitsbewusstsein, Gesundheitsfonds, Gesundheitsförderung, Gesundheitsreform ... doch Gesundheit ist mehr als ein stark wachsender Zukunftsmarkt. Gesundheit, sich gesund fühlen, ist zu einem Lebensziel geworden: Zwei Drittel der deutschen Bevölkerung geben an, dass Gesundheit sie glücklich macht. In Anbetracht zunehmend steigender Kosten im Gesundheitssystem drängt sich zwangsläufig die Frage auf: Sind dann viele Menschen in Deutschland unglücklich?

Ebenso wie Glück ist auch Gesundheit vor allem ein subjektiver Zustand. Gerade deshalb lohnt es sich, diesen Begriff genauer zu betrachten und zu definieren. Im Folgenden werden Erklärungsversuche von großen Denkern aus über zwei Jahrtausenden vorgestellt. Alle Ansätze entspringen einer ganzheitlichen Sichtweise von Gesundheit und Krankheit, die auch den homöopathisch-spagyrischen Komplexmitteln von PEKANA zugrunde liegt.

Übereinstimmung mit sich selbst

Hans-Georg Gadamer (1900–2002), einer der prominentesten deutschen Philosophen, stellte in seinem Werk „Über die Verborgenheit der Gesundheit" wiederholt die Frage: „Aber was ist nun eigentlich die Gesundheit, dieses geheimnisvolle Etwas, das wir alle kennen und irgendwie gerade nicht kennen, weil es so wunderbar ist, gesund zu sein?" Die Gesundheit „falle" nicht auf, der „Ausfall", das „Herausgefallen-Sein aus den Lebensbezügen" hingegen sei ein Charakteristikum des Kranken, eines Krankheits-„Falls". Gesundheit ist für Gadamer ein Zustand der inneren Angemessenheit und der Übereinstimmung mit sich selbst, ein Zustand, dessen man sich nicht bewusst ist, ein Wohlgefühl, das uns unternehmensfreudig, erkenntnisoffen und selbstvergessen macht, ein „Da-sein", „In-der-Welt-sein", „Mit-den-Menschen-sein".

Das Modell der Salutogenese

Eckhard Schiffer beschreibt in seinem Buch „Wie Gesundheit entsteht" anhand des Modells der Salutogenese (Gesundheitsentstehung, salus = Unversehrtheit; genese = Entstehung), ob wir bei Belastung körperlich und seelisch gesund bleiben bzw. im Erkrankungsfall möglichst schnell wieder gesund werden oder nicht.

Für Schiffer umfasst Gesundheit das Kohärenzgefühl (innerer Zusammenhalt) sowie den Kohärenzsinn (äußerer Zusammenhalt). Diese setzen sich wiederum aus den Komponenten Verstehbarkeit (der Welt, Zusammenhänge begreifen), Handhabbarkeit (Vertrauen, aus eigener Kraft oder mit Unterstützung Lebensaufgaben zu meistern) sowie Sinnhaftigkeit zusammen und sind damit grundlegend für die Gesundheit eines jeden Menschen.

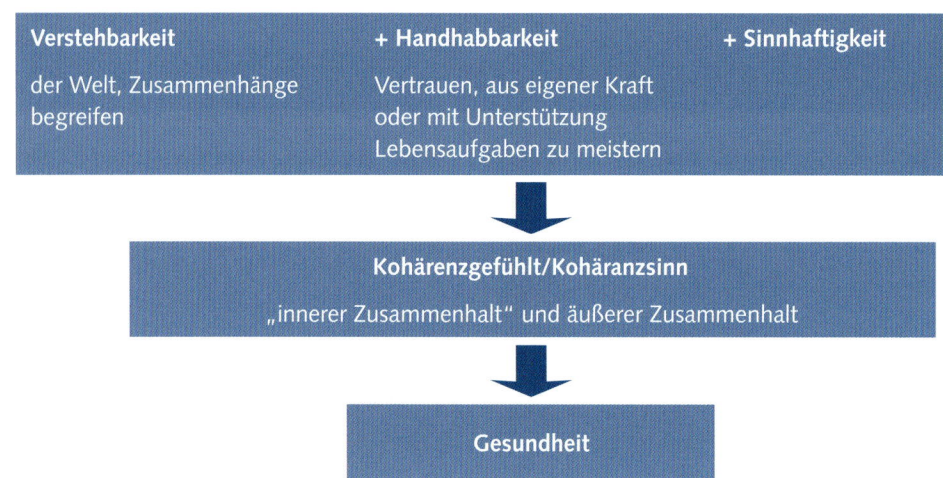

Verstehbarkeit	+ Handhabbarkeit	+ Sinnhaftigkeit
der Welt, Zusammenhänge begreifen	Vertrauen, aus eigener Kraft oder mit Unterstützung Lebensaufgaben zu meistern	

Kohärenzgefühlt/Kohäranzsinn

„innerer Zusammenhalt" und äußerer Zusammenhalt

Gesundheit

Abbildung: Modell der Salutogenese adaptiert nach Eckard Schiffer

Lebenskraft im Gleichgewicht

Samuel Hahnemann, Begründer der Homöopathie, beschäftigte sich bis zu seinem Tode 1843 intensiv mit der Erforschung von Krankheitsprozessen. Hahnemann erläutert im „Organon der Heilkunst" in 291 Paragrafen die Gesetzmäßigkeiten von Gesundheit, Krankheit und Heilung sowie die Prinzipien der Homöopathie und deren Anwendung.

In § 9 des Organon beschreibt Hahnemann den Begriff Gesundheit wie folgt: „Im gesunden Zustande des Menschen waltet die geistartige, als Dynamis den materiellen Körper (Organism) belebende Lebenskraft (Autokratie) unumschränkt und hält alle seine Theile in bewunderns-würdig harmonischem Lebensgange in Gefühlen und Thätigkeiten, so dass unser inwohnende, vernünftige Geist sich dieses lebendigen, gesunden Werkzeugs frei zu dem höhern Zwecke unseres Daseins bedienen kann."

In den weiteren Paragrafen beschreibt Hahnemann die Bedeutung dieser steuernden nicht-materiellen Lebenskraft, ohne die es für ihn keinen lebenden Organismus gibt und damit der Organismus zu keiner Empfindung und Selbstheilung fähig wäre. Nach Hahnemann wird bei jeder Krankheit die Lebenskraft, das Lebensprinzip, die Dynamis geschwächt, erkennbar durch unterschiedliche Symptome. Die Wiederherstellung dieser Lebenskraft, sie wieder ins Gleich-gewicht zu bringen, ist Ziel der Therapie, Therapie jedoch verstanden im eigentlichen Sinn seiner Bedeutung „Dienst".

Körper, Geist und Seele

Paracelsus, Arzt, Naturforscher, Alchemist und Astrologe, Zeitgenosse Martin Luthers und Leonardo da Vincis, war nicht nur eine der bedeutendsten Persönlichkeiten der Medizingeschichte, sondern auch für die empirische, psychologisch orientierte Heilkunde. Sein Wissen hat rund 500 Jahre nach seinem Tod nichts an Aktualität und Faszination verloren. Homöopathie und Spagyrik haben ihre Wurzeln im paracelsischen Gedankengut.

Die Ursachen von Krankheit sieht Paracelsus im Mikrokosmos (Mensch) als eine Entsprechung des Makrokosmos (Umwelt). Der Mensch entstammt dem Makrokosmos und ist somit auch in Krankheit und Gesundheit diesem unterworfen.

Das ideale Heilmittel (Arkanum) muss nach Paracelsus die drei Grundprinzipien Sal, Sulfur und Merkur vereinigen, denn da der Mensch aus Körper, Seele und Geist besteht, muss auch das wahre Heilmittel diese in sich tragen. Dabei steht Sal für das körperliche, Struktur gebende Baugerüst, Merkur für das geistige, schöpferische aber auch flüchtige Element und Sulfur für das alles verbindende, formgebende und individualisierende seelische Prinzip. Heilmittel, die diese Grundelemente in reinster Form enthalten, gewinnt man durch die Anwendung alchemistischer Prozesse. Sie entfachen die zur Selbstheilung unfähige Lebenskraft neu.

Das Ganze sehen

Der große griechische Philosoph Platon (427–347 v. Chr.) schrieb: „Denn es ist der größte Fehler, bei der Behandlung der Krankheiten, dass Leib und Seele allzu sehr voneinander getrennt werden, wobei sie doch nicht getrennt werden können; aber das gerade übersehen die Ärzte, und darum entgehen ihnen so viele Krankheiten; sie sehen nämlich niemals das Ganze. Dem Ganzen sollten sie ihre Sorge zuwenden, denn dort, wo das Ganze sich übel befindet, kann unmöglich ein Teil gesund sein."

Von der Gesundheitsbetrachtung zum Heilmittel

Diese gedankliche Zeitreise durch über 2.000 Jahre zeigt eindrücklich, dass bei der Betrachtung von Gesundheit und Krankheit die ganzheitliche Sichtweise im Wandel der Zeit beständig ist.

Die Krankheiten der Zeit stellen sich vielschichtig, multifaktoriell dar. Der ganzheitliche Ansatz ist besonders heute von Bedeutung, wenn man jede Erkrankung als Belastung des Körpers auf der seelischen und materiellen Ebene begreift.

Der Einsatz der von PEKANA hergestellten homöopathisch-spagyrischen Komplexmittel entspricht diesem Vorstellungsbild. Nach den Erkenntnissen der Therapiemethode führen sie neben organischen Regulativen auch die Geist-Gemütssymptome in ihren Arzneibildern und bieten gleichzeitig die den Pflanzen innewohnende Vitalenergie zur Behandlung an.

Die spagyrisch hergestellten Aufbereitungen von PEKANA vereinen dabei die Prinzipien Sal, Sulfur und Merkur, die nach Paracelsus das ideale Heilmittel (Arkanum) ausmachen.

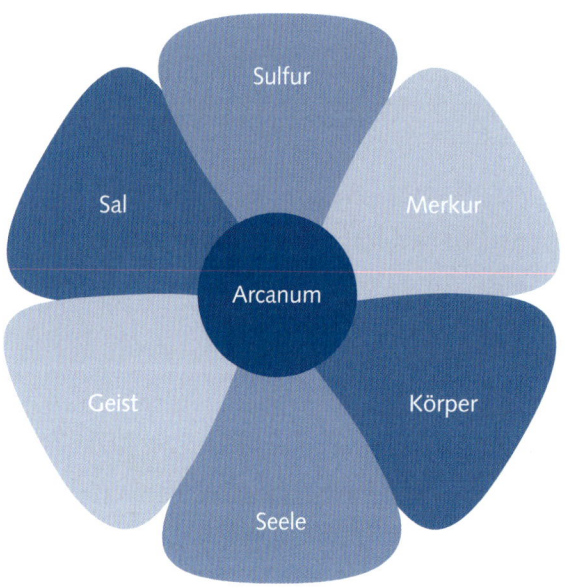

Abbildung: Die unzertrennliche Dreiheit von Sal, Sulfur und Merkur

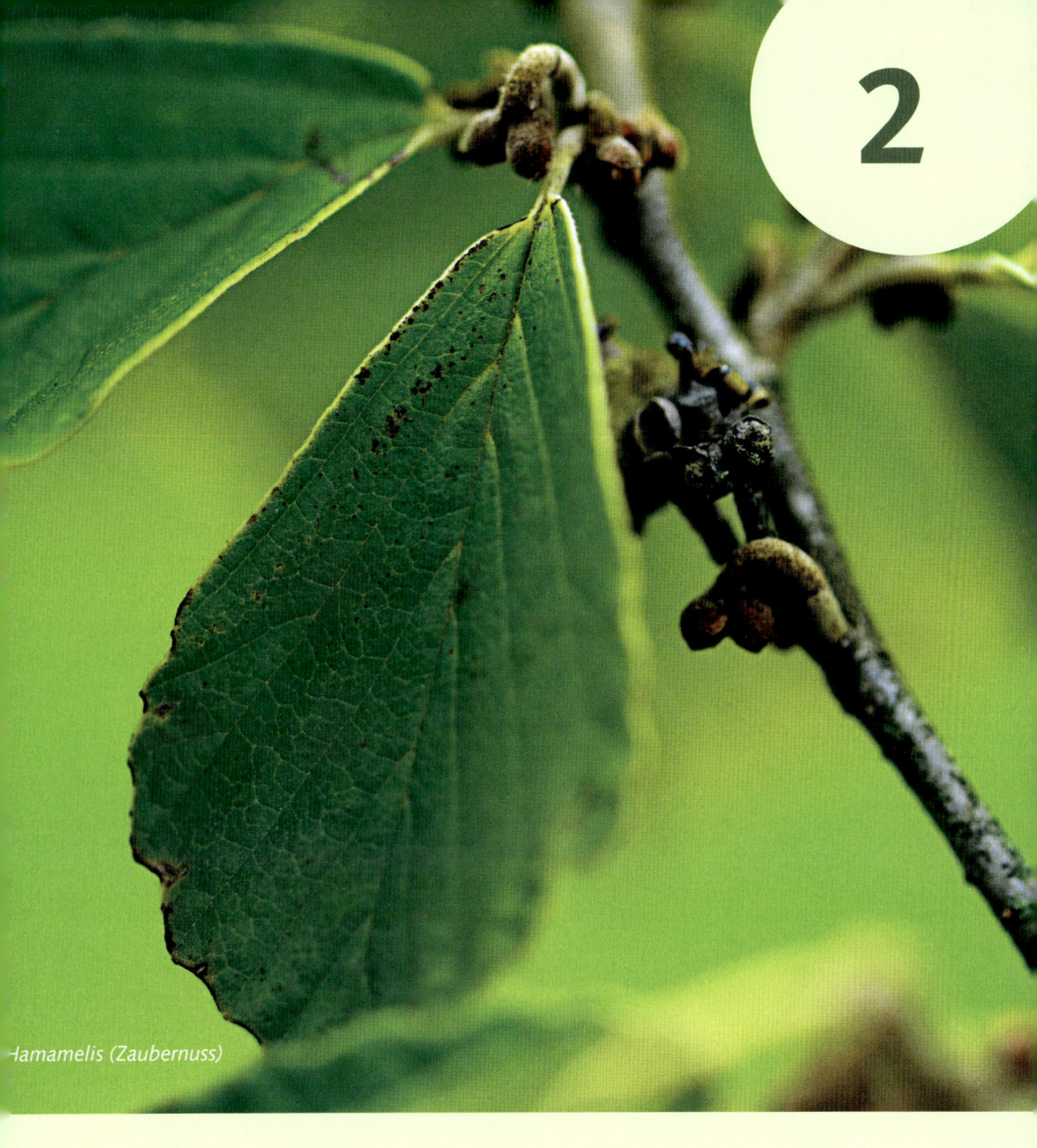

Hamamelis (Zaubernuss)

Die homöopathisch-
spagyrischen Arzneimittel nach
Dr. rer. nat. Peter Beyersdorff

2. Die homöopathisch-spagyrischen Arzneimittel nach Dr. rer. nat. Peter Beyersdorff

ADOEM spag. Peka N Tropfen

Wirkstoffe

In 100 g sind enthalten:			Wirkprinzipien
Apocynum cannabinum spag. Peka	D 2	15,0 g	cardiale, hepatische, renale Oedeme
Stigmata maydis spag. Peka	D 4	5,5 g	cardialer Hydrops
Convallaria majalis	D 12	16,0 g	Dekompensation mit Oedemen
Helleborus niger	D 4	12,0 g	Wassersucht, cardial, renal
Aesculus hippocastanum	D 4	12,0 g	Ödeme, Venenstau
Filipendula ulmaria (Spirea ulmaria)	D 6	13,5 g	Anasarka
Sambucus nigra spag. Peka	D 4	12,5 g	Kopf-, Fussoedeme
Thuja occ.	D 6	13,5 g	entzündl. Hydrops, Aufschwemmung

Indikationen

Oedeme, Aszites

Pharmazentralnummer (PZN)

50 ml	03 796 206
100 ml	03 796 212

ADOL spag. Peka N Tropfen

Wirkstoffe

In 100 g sind enthalten:			Wirkprinzipien
Gelsemium sempervirens	D 4	13,0 g	Hinterkopfschmerz, Lumbalschmerz
Menyanthes trifoliata	D 3	10,5 g	Nacken-, Extremitäten-schmerz, Migräne
Spigelia anthelmia	D 3	14,0 g	Trigeminusneuralgie, Präcordialschmerz
Aconitum napellus	D 12	13,0 g	Trigeminusneuralgie, Neuritiden
Bryonia cretica spag. Peka	D 3	11,0 g	Kopf-, Zahn-, Glieder-schmerzen
Schoenocaulon officinale (Sabadilla)	D 3	10,5 g	Schwäche, Gliederschmerz
Piper methysticum spag. Peka	D 8	15,0 g	geistige Erschöpfung, Gliederschmerzen
Semecarpus anacardium (Anacardium)	D 6	13,0 g	Bandkopfschmerz, Gliederschmerz

Indikationen

Kopfschmerz, Migräne, Neuralgien, Schmerzzustände allgemein, Wetterfühligkeit, Zahn-schmerz

Pharmazentralnummer (PZN)

50 ml	04 263 245
100 ml	04 263 239

AILGENO spag. Peka Tropfen

Wirkstoffe

In 100 g sind enthalten:			Wirkprinzipien
Agaricus muscarius	D 4	11,5 g	Milz- und Leberstechen, nervös
Arsenicum album	D 6	11,5 g	Milz- und Leber- vergrößerung, Diabetes
Carduus marianus	D 15	5,5 g	Milzstechen, Leber- vergrößerung, Diabetes
Ceanothus americanus	D 4	16,0 g	Milz und Leber geschädigt, Anämie
China spag. Peka	D 6	12,5 g	Milz und Leber vergrößert, Anämie
Glechoma hederacea spag. Peka	D 6	17,5 g	Milz, Leber, Gesamtstoffwechsel
Grindelia robusta spag. Peka	D 6	17,0 g	Milz vergrößert, Diabetes, Herpes
Natrium muriaticum	D 12	8,5 g	Milz- und Leberleiden, chronische Infekte

Indikationen

Milzleiden

Pharmazentralnummer (PZN)

50 ml	07 155 912
100 ml	07 155 929

AKUTUR spag. Peka Tropfen

Wirkstoffe

In 100 g sind enthalten:			Wirkprinzipien
Acidum benzoicum e resina	D 4	12,5 g	Umstimmung, Inkontinenz
Solidago virgaurea	Ø	15,5 g	Oligurie, Spannung, Nierenschmerzen
Lytta vesicatoria (Cantharis)	D 4	11,5 g	brennende Schmerzen
Populus tremuloides spag. Peka	D 2	13,0 g	Blasenkatarrh, brennend
Acidum nitricum	D 4	12,5 g	Nephritis, Pyelonephritis
Apis mellifica	D 3	10,0 g	Oedeme, antientzündlich
Pulsatilla pratensis spag. Peka	D 4	12,0 g	Nieren-, Blasenkatarrh, Inkontinenz
Zingiber officinale	D 3	13,0 g	stechende Schmerzen, Anurie

Indikationen

Blasenentzündung, Blasenkrämpfe, Harnwegsinfektion, Reizblase

Pharmazentralnummer (PZN)

50 ml	03 821 602
100 ml	03 821 619

APULO spag. Peka Mischung

Wirkstoffe

In 100 g sind enthalten:			Wirkprinzipien
Polygala senega (Senega)	D 4	4,5 g	zähschleimiger Bronchialkatarrh
Allium cepa spag. Peka	D 4	3,5 g	Kehlkopfkatarrh, Kitzelhusten
Bryonia cretica spag. Peka	D 4	2,5 g	Bronchitis, trockener Krampfhusten
Hedera helix spag. Peka	D 8	2,0 g	Bronchitis, Reizhusten, Rhinitis
Pulmonaria off.	D 4	7,0 g	Schleimförderung, antientzündlich
Hyoscyamus niger spag. Peka	D 4	4,0 g	nächtlicher Kitzelhusten, krampfartig
Kalium stibyltartaricum (Tartarus stibiatus)	D 6	3,5 g	Marasmus, Kreislaufschwäche, Pneumonie
Phosphorus	D 10	3,0 g	Husten hohl, trocken, Pneumonie

Indikationen

Expektorationsstimulans, Husten

Pharmazentralnummer (PZN)

125 ml   02 738 632

AREUTID spag. Peka N Tropfen

Wirkstoffe

In 100 g sind enthalten:			Wirkprinzipien
Bryonia cretica spag. Peka	D 4	16,0 g	Tendovaginitis, Gliederschwäche
Colchicum autumnale	D 12	13,0 g	Gicht, Lumbago, lähmende Schwäche
Arnica montana spag. Peka	D 12	15,0 g	Gicht, Muskelschmerz
Gnaphalium polycephalum	D 4	17,0 g	Ischias, Lumbago
Solanum dulcamara (Dulcamara)	D 12	13,0 g	Steifigkeit, Gliederschmerzen
Guajacum	D 6	13,0 g	Torticollis, Zervicalsyndrom
Taraxacum officinale	D 12	13,0 g	Muskel- und Gelenkschmerzen, Stoffwechsel

Indikationen

Arthritis, Arthritis urica, Arthrosen, Bursitis, Distorsionen, Epicondylitis, Fibromyalgie, Gicht, Gliederschmerzen, Ischias, Karpaltunnelsyndrom, Kontusionen, Lumbago, Morbus Bechterew, Myalgien, Myogelosen, Polyarthritis, Prellungen, Tendovaginitis

Pharmazentralnummer (PZN)

50 ml	03 796 229
100 ml	03 796 235

ASPAS spag. Peka Tropfen

Wirkstoffe

In 100 g sind enthalten:			Wirkprinzipien
Cuprum aceticum	D 4	13,0 g	Muskelkrämpfe, allgemein
Hyoscyamus niger spag. Peka	D 4	12,0 g	Gehirnerregung, Koliken, Zähneknirschen
Potentilla anserina spag. Peka	Ø	16,0 g	Magen-, Darmkrämpfe
Secale cornutum spag. Peka	D 4	9,0 g	Beugekrämpfe
Strychnos ignatii spag. Peka (Ignatia)	D 4	14,0 g	psychogene Krämpfe
Ammi visnaga spag. Peka	Ø	11,0 g	Bronchial-, Herzkrämpfe
Atropa belladonna spag. Peka (Belladonna)	D 4	12,0 g	Organkrämpfe, Zähneknirschen
Nicotiana tabacum (Tabacum)	D 6	13,0 g	Gefäßkrämpfe

Indikationen

Koliken, Krämpfe, PMS, Spasmen

Pharmazentralnummer (PZN)

50 ml	06 621 559
100 ml	06 621 565

ASTO spag. Peka Tropfen

Wirkstoffe

In 100 g sind enthalten:			Wirkprinzipien
Natrium phosphoricum	D 4	16,0 g	saures Aufstoßen, Sodbrennen
Robinia pseudoacacia spag. Peka	D 6	10,0 g	enterocardiales Syndrom, Sodbrennen
Citrullus colocynthis (Colocynthis)	D 4	7,0 g	Magendrücken, Meteorismus
Atropa belladonna spag. Peka (Belladonna)	D 4	14,0 g	Gastroenteritis, Hyperemesis
Stibium sulfuratum nigrum (Antimonium crudum)	D 8	12,0 g	intestinale Spasmen, Magenkatarrh
Strychnos nux vomica spag. Peka	D 4	13,0 g	Reizmagen, Völle, Gastritis
Achillea millefolium (Millefolium)	Ø	18,0 g	gastrocardialer Symptomenkomplex
Colchicum autumnale	D 6	10,0 g	Hyperemesis, Brennen

Indikationen

Gastritis, Gastroenteritis, Hyperacidität, Hyper-Subacidität, Nausea, Erbrechen, Sodbrennen, Völlegefühl

Pharmazentralnummer (PZN)

50 ml	04 969 399
100 ml	04 969 413

ASTRU spag. Peka Tropfen

Wirkstoffe

In 100 g sind enthalten:			Wirkprinzipien
Calcium fluoratum	D 8	12,0 g	toxisches Adenom
Hedera helix spag. Peka	D 3	14,0 g	Jodangebot, vegetabiles
Lophophytum leandri (Flor de piedra)	D 4	15,0 g	parenchymatöse Knotenstruma
Conium maculatum	D 6	17,0 g	Indurationen
Magnesium carbonicum	D 8	14,0 g	Hyperthyreose, Druckgefühle
Crataegus spag. Peka	Ø	10,0 g	fokale Myocarditis
Cytisus scoparius spag. Peka	D 6	12,0 g	Reizleitungsstörungen des Herzens
Galium aparine	Ø	6,0 g	torpide Geschwülste, Ausleitung

Indikationen

Schilddrüsenfunktionsstörungen, Hyperthyreose, Hypothyreose, Basedowsche Krankheit, Struma

Pharmazentralnummer (PZN)

50 ml	04 969 554
100 ml	04 969 815

ATUSA spag. Peka Mischung

Wirkstoffe

In 100 g sind enthalten:			Wirkprinzipien
Aralia racemosa	D 12	9,0 g	asthmatischer Husten, spastisch
Cuprum aceticum	D 4	4,0 g	spastischer Husten, Atemnot
Bryonia cretica spag. Peka	D 6	4,0 g	zäher Schleim bei trockenen Schleimhäuten
Hyoscyamus niger spag. Peka	D 4	3,0 g	Keuchhusten, trockener, nächtlich spastischer Husten
Rumex crispus	D 2	6,0 g	schüttelnder Husten, schaumiger Auswurf, Schmerz
Phosphorus	D 6	5,0 g	erstickend, Husten, harter, trockener

Indikationen

Husten, Reizhusten

Pharmazentralnummer (PZN)

125 ml	03 796 241

ATUSTRO spag. Peka Tropfen

Wirkstoffe

In 100 g sind enthalten:			Wirkprinzipien
Arum maculatum	D 4	12,5 g	Laryngitis, Heiserkeit
Armoracia rusticana	D 4	14,0 g	natürlich antibiotisch
Bryonia cretica spag. Peka	D 4	11,5 g	Brustschmerzen, trockener Katarrh
Cuprum aceticum	D 4	13,0 g	Heiserkeit, Keuchhusten
Dactylopius coccus spag. Peka (Coccus cacti)	D 2	11,0 g	Keuchhusten, Asthma
Gelsemium sempervirens	D 4	11,0 g	grippale Einflüsse
Hedera helix spag. Peka	D 6	13,0 g	Schleimhautkatarrhe
Lactuca virosa	D 4	14,0 g	spastischer Husten

Indikationen

Husten, Reizhusten, Krupphusten, Aphonie, Asthma, Heiserkeit, Keuchhusten, Pertussis, Stimmbandentzündung, Tracheitis

Pharmazentralnummer (PZN)

30 ml	03 796 258
50 ml	03 796 264

BOLYMEX spag. Peka Tropfen

Wirkstoffe

In 100 g sind enthalten:			Wirkprinzipien
Acidum benzoicum	D 5	11,0 g	Rheumatoide Beschwerden, Harnsaure Diathese
Acidum formicicum	D 5	8,0 g	Rheumatoide Schmerzen, Carditis
Aristolochia clematitis	D 24	6,0 g	Hautausschlag, Gelenkentzündung
Asa foetida	D 5	13,0 g	Schmerzempfindlichkeit
Avena sativa spag. Peka	D 4	12,0 g	Nervliche Erschöpfung
Berberis vulgaris spag. Peka	D 5	6,0 g	Rheumatoide Beschwerden, Harnsaure Diathese
Calcium phosphoricum	D 8	7,0 g	Körperliche und geistige Erschöpfung
Capsella bursa-pastoris spag. Peka	D 5	14,0 g	Harnsaure Diathese, Neuralgien
Galium aparine	D 5	6,0 g	Lymphe, Immunsystem
Daphne mezereum spag. Peka (Mezereum)	D 8	6,0 g	Hautausschlag, Neuralgien
Piper methysticum spag. Peka	D 10	11,0 g	Nervliche Anspannung, Neuralgien

Indikationen

Unterstützend bei Borreliose, chronische Beschwerden des Bewegungsapparates

Pharmazentralnummer (PZN)

| 50 ml | 01 989 214 |
| 100 ml | 01 989 266 |

BROPERT spag. Peka Mischung

Wirkstoffe

In 100 g sind enthalten:			Wirkprinzipien
Guajacum	D 3	4,0 g	Husten erstickend, eitrig, trocken
Bryonia cretica spag. Peka	D 3	4,5 g	trockener Husten, stechende Schmerzen
Dactylopius coccus spag. Peka (Coccus cacti)	D 2	3,5 g	Husten erstickend, dick, fadenziehend
Grindelia robusta spag. Peka	D 8	5,0 g	Bronchial-, Herzasthma, Pertussis
Kalium stibyltartaricum (Tartarus stibiatus)	D 4	4,0 g	Expectorans für alle Hustenformen
Oenanthe aquatic (Phellandrium)	D 4	3,5 g	fötide Bronchitis, Emphysem
Phosphorus	D 6	4,5 g	alle Teile des Respirationstrakts entzündet
Usnea barbata	D 12	3,5 g	Kopfschmerz, pflanzlich antibiotisch

Indikationen

Husten, Bronchitis, Bronchitis mit Atemnot, Asthma bronchiale, Pertussis

Pharmazentralnummer (PZN)

125 ml   03 796 270

CANGUST spag. Peka N Tropfen

Wirkstoffe

In 100 g sind enthalten:			Wirkprinzipien
Carbo vegetabilis	D 8	12,0 g	Kohlensaure Überladung, Dyspepsie
Strophantus gratus	D 4	16,0 g	Verstärkung der Systole, Pulsabnahme
Nicotiana tabacum (Tabacum)	D 6	12,0 g	vasovagales Syndrom, Kollapsgefahr
Prunus laurocerasus (Laurocerasus)	D 3	12,0 g	Cyanose, Rechtsinsuffizienz
Arnica montana spag. Peka	D 4	12,0 g	Apoplexie, Hypertonie, Angina pectoris ,
Aurum chloratum	D 6	12,0 g	unregelmäßiger Herzschlag, Angst
Aesculus hippocastanum	D 2	12,0 g	antientzündlich, antithrombotisch
Lachesis mutus	D 6	12,0 g	septische Blutlagen

Indikationen

Koronare Herzkrankheit, Angina pectoris, Cerebralsklerose, Coronarsklerose, Herzbeschwerden funktionelle, Herzinfarkt (Prophylaxe), Herzinfarktnachsorge

Pharmazentralnummer (PZN)

50 ml	03 821 625
100 ml	03 821 631

CANOMA spag. Peka Tropfen

Wirkstoffe

In 100 g sind enthalten:			Wirkprinzipien
Kalium carbonicum	D 4	13,0 g	Herzmuskelschwäche
Crataegus spag. Peka	Ø	16,0 g	Präinsuffizienz
Nerium oleander (Oleander)	D 4	13,0 g	Herzstechen, Oppression, Apoplexie
Arnica montana spag. Peka	D 4	13,0 g	Kongestionen
Carbo vegetabilis	D 8	13,0 g	O²-Utilisation
Lachesis mutus	D 8	13,0 g	myocarditische Tendenzen
Nicotiana tabacum (Tabacum)	D 6	13,0 g	Angina pectoris, Kollapsgefahr
Peumus boldus spag. Peka (Boldo)	D 4	6,0 g	Verdauungsanomalien

Indikationen

Altersherz, Kreislaufstörungen, Asthma cardiale, Bradykardie, Cardiospasmus, Herzinsuffizienz, Herzrhythmusstörungen, Myocardschwäche, Extrasystolen, funktionelle Herzbeschwerden

Pharmazentralnummer (PZN)

50 ml	04 263 216
100 ml	04 263 191

CLAUPAREST spag. Peka N Tropfen

Wirkstoffe

In 100 g sind enthalten:			Wirkprinzipien
Arnica montana spag. Peka	D 4	13,0 g	Gefäßkongestionen, arteriell/venös
Plumbum aceticum	D 6	13,0 g	Parästhesien, Angiospasmen
Cuprum aceticum	D 4	13,0 g	Gefäß- und Organkrämpfe
Araneus diadematus	D 9	13,0 g	Neuralgien, Parästhesien, Eiskälte
Ruta graveolens spag. Peka	D 4	6,0 g	Zirkulationsstörungen
Melilotus off. spag. Peka	D 4	16,0 g	antithrombotisch, Kongestionen
Mandragora e rad. spag. Peka	D 6	13,0 g	Taubheitsgefühl, Spasmen
Nicotiana tabacum (Tabacum)	D 6	13,0 g	Dysbasia intermittens

Indikationen

Durchblutungsstörungen arteriell/venös, Mikrozirkulation, Arteriosklerose, periphere arterielle Verschlusskrankheit, Claudicatio intermittens, Apoplexnachsorge, Demenz, Hörsturz, Katarakt, Migräne, Parästhesien, Schwindel, Tinnitus

Pharmazentralnummer (PZN)

50 ml	04 535 620
100 ml	04 535 637

co-CALM spag. Peka N Tropfen

Wirkstoffe

In 100 g sind enthalten:			Wirkprinzipien
Ferula moschata (Sumbulus moschatus)	D 4	11,5 g	nervös erregte Herzzustände
Crataegus spag. Peka	D 6	13,5 g	funktionsregulierendes Herzmittel
Convallaria majalis	D 12	15,5 g	Verdauungsregulation, mild antiseptisch
Leonurus cardiaca	D 6	14,5 g	gastro-enterocardiale Regulationen
Aconitum napellus	D 6	10,5 g	Angst, psychische Unruhe, Tachycardien
Selenicereus grandiflorus	D 2	10,5 g	spastische Herzschmerzen mit Ausstrahlung
Lobelia inflata spag. Peka	D 4	12,0 g	Atemfrequenzregulation
Coffea arabica	D 10	12,0 g	Genussmittelabusus, Unruhe aus

Indikationen

Cor nervosum, Tachykardien, Herzneurose, Arrhythmien, Cardiospasmus, Extrasystolen, Herz-beschwerden funktionelle

Pharmazentralnummer (PZN)

50 ml	02 952 957
100 ml	02 953 129

co-HYPERT spag. Peka Tropfen

Wirkstoffe

In 100 g sind enthalten:			Wirkprinzipien
Barium carbonicum	D 8	13,0 g	Reizleitungsstörungen, Block
Viscum album spag. Peka	Ø	20,0 g	Angina pectoris, Extrasystolen
Anamirta cocculus (Cocculus)	D 4	13,5 g	nervöse Überreizung, Schwindel
Ferula moschata (Sumbulus moschatus)	D 6	13,5 g	nervöse, erregte Herzzustände
Iberis amara	D 4	11,5 g	Hypertonie, Angina pectoris, Irregularitäten
Magnesium chloratum	D 6	12,5 g	Dyspepsie, Leberleiden, Angst
Melilotus off. spag. Peka	Ø	3,5 g	Oppression, thrombotische Entwicklungen
Natrium tetrachloroauratum (Aurum chloratum natronatum)	D 6	12,5 g	Angina pectoris, Hypertonie, Leberinsuffizienz

Indikationen

Hypertonie

Pharmazentralnummer (PZN)

50 ml	03 821 683
100 ml	03 821 708

co-HYPOT spag. Peka Tropfen

Wirkstoffe

In 100 g sind enthalten:			Wirkprinzipien
Nicotiana tabacum (Tabacum)	D 6	12,5 g	vasovagales Syndrom
Veratrum album	D 4	13,0 g	Hypotonie mit Kollapsgefahr
Amanita muscaria (Agaricus muscarius)	D 4	13,0 g	hypotone Regulationsstörungen
Carbo vegetabilis	D 8	11,0 g	O^2-Mangel, kalte Hände und Füße
Crataegus spag. Peka	Ø	13,5 g	Präinsuffizienz
Cytisus scoparius spag. Peka (Spartium scoparium)	Ø	14,5 g	orthostatische Regulationsstörungen
Kalium carbonicum	D 4	11,5 g	Myocardschwäche
Lobelia inflata spag. Peka	D 4	11,0 g	Atemfrequenzstörungen

Indikationen

Hypotonie

Pharmazentralnummer (PZN)

| 50 ml | 03 821 714 |
| 100 ml | 03 821 720 |

CRI-regen spag. Peka Tropfen

Wirkstoffe

In 100 g sind enthalten:			Wirkprinzipien
Thallium aceticum	D 8	13,5 g	Alopecia areata, toxische
Cytisus scoparius spag. Peka (Spartium scoparium)	Ø	18,0 g	büschelweiser Haarausfall
Graphites	D 8	16,5 g	Haarausfall, Hautfunktionsstörungen
Cynara scolymus	Ø	16,5 g	allgemeine Stoffwechselaktivierung
Natrium carbonicum	D 4	11,5 g	Alopezie, stoffwechelbedingte
Ustilago zeae (Ustilago maydis)	D 2	14,5 g	Alopezie, stoffwechselbedingte

Indikationen

Alopezie, Alopecia areata

Pharmazentralnummer (PZN)

| 50 ml | 03 821 766 |
| 100 ml | 03 821 772 |

CUTION spag. Peka Lotion äußerlich

Wirkstoffe

In 100 g sind enthalten:			Wirkprinzipien
Delphinium staphysagria spag. Peka (Staphysagria)	D 4	3,5 g	Jucken stark, empfindliche Haut
Calendula officinalis	D 8	2,0 g	Hautentzündungen, brennend
Viola tricolor spag. Peka	D 4	3,0 g	Ekzeme, Impetigo
Centella asiatica (Hydrocotyle asiatica)	D 3	2,0 g	Psoriasis, schuppende Ekzeme
Cistus canadensis	D 3	1,5 g	herpesähnliche Ausschläge
Echinacea spag. Peka	D 8	2,5 g	Geweberesistenz, Wundgeschehen
Ledum palustre	D 4	2,0 g	Hautjucken general., beißend
Ranunculus bulbosus	D 4	1,5 g	exsudative Ekzeme

Indikationen

Dermatitis, Dermatosen, Ekzema, Exantheme, Sonnenbrand, Insektenstiche, Intertrigo, Milchschorf, Neurodermitis, atopisches Ekzem, Psoriasis, Urtikaria, Windpocken

Pharmazentralnummer (PZN)

60 g   06 052 713

CUTRAL spag. Peka Salbe

Wirkstoffe

In 100 g sind enthalten:			Wirkprinzipien
Bellis perennis spag. Peka	D 8	2,30 g	vesik. Ekzeme, Jucken
Euphorbium	D 4	1,40 g	Akne, Herpes zoster
Hydrastis canadensis	D 3	1,25 g	Windpocken, Pockenexantheme
Kreosotum	D 6	1,15 g	Urticaria, schwer heilende Geschwüre
Vinca minor spag. Peka	D 3	2,70 g	heftig juckend näss. Hautausschlag
Viola tricolor spag. Peka	D 2	3,30 g	stark juckende skrof. Ekzeme
Sempervivum tect. spag. Peka	D 3	1,00 g	Erysipelbeschwerden
Toxicodendron quercifolium (Rhus toxicodendron)	D 8	0,90 g	Ekzeme, Herpes

Indikationen

Dermatitis, Dermatosen, Ekzema, Exantheme, Abszesse, Akne, allergisches Kontaktekzem, atopisches Ekzem, Furunkel, Herpes simplex, Karbunkel, Neurodermitis

Pharmazentralnummer (PZN)

35 g	06 052 699
100 g	06 052 707

CUTRO spag. Peka Tropfen

Wirkstoffe

In 100 g sind enthalten:			Wirkprinzipien
Viola tricolor spag. Peka	D 4	14,0 g	Ekzeme, Impetigo
Centella asiatica (Hydrocotyle asiatica)	D 4	14,0 g	Psoriasis, schupp. Ekzeme
Daphne mezereum spag. Peka (Mezereum)	D 12	14,5 g	Herpes zoster, aggressive Sekrete
Fumaria off. spag. Peka	D 6	14,0 g	antidyskratisch, Ekzeme
Cistus canadensis	D 3	12,5 g	herpesähnliche Ausschläge
Smilax officinalis (Sarsaparilla)	D 12	14,0 g	Milchschorf, Psoriasis
Ledum palustre	D 6	2,0 g	Dermatitis, juckende
Ranunculus bulbosus	D 4	15,0 g	exsudative Ekzeme

Indikationen

Dermatitis, Dermatosen, Ekzema, Exantheme, Abszesse, Akne, allergisches Kontaktekzem, atopisches Ekzem, Furunkel, Intertrigo, Karbunkel, Milchschorf, Neurodermitis, Psoriasis, Urtikaria

Pharmazentralnummer (PZN)

50 ml	02 953 299
100 ml	02 953 307

DALEKTRO NR Tropfen

Wirkstoffe

In 100 g sind enthalten:			Wirkprinzipien
Selenium	D 8	14,0 g	Umweltgifte, Cadmium, Quecksilber
Argentum nitricum	D 6	15,0 g	Schleimhautentzündung, nervliche Erschöpfung
Cobaltum nitricum	D 12	18,0 g	RES, Drüsen, Blutbildung
Cuprum aceticum	D 4	17,0 g	Nahrungseisenresorption
Ferrum metallicum	D 8	19,0 g	Blutbildung, Schwäche
Manganum sulfuricum	D 6	17,0 g	Kohlenhydratstoffwechsel, Fermente

Indikationen

Elektrolytstörungen, Anämie, Eisenverwertungsstörung, Haarausfall, Myocardschwäche, Neurasthenie, neurovegetative Dystonie, Schilddrüsenfunktionsstörungen

Pharmazentralnummer (PZN)

50 ml	02 953 135
100 ml	02 953 247

DEAS spag. Peka N Tropfen

Wirkstoffe

In 100 g sind enthalten:			Wirkprinzipien
Grindelia robusta spag. Peka	D 6	9,5 g	schwerlöslicher Schleim
Ammi visnaga spag. Peka	D 6	6,5 g	Bronchialspasmolyticum
Eriodictyon californicum (Yerba santa)	D 3	15,5 g	Asthma, bronchiale Affektionen
Aralia racemosa	D 8	13,0 g	Bronchial-, Herzasthma
Cobaltum nitricum	D 4	15,5 g	erschöpft, müde, trockene Schleimhäute
Dactylopius coccus spag. Peka (Coccus cacti)	D 2	12,5 g	spastisch, fadenziehender Husten
Lactuca virosa	D 12	15,0 g	Brust spastisch, beengt, Präcordialangst
Phosphorus	D 6	12,5 g	Entzündungen aller Respirationsorgane

Indikationen

Asthma, Asthma bronchiale, Asthma cardiale, Bronchitis mit Atemnot

Pharmazentralnummer (PZN)

50 ml	02 953 253
100 ml	02 953 276

DEFAETON spag. Peka N Tropfen

Wirkstoffe

In 100 g sind enthalten:			Wirkprinzipien
Peumus boldus spag. Peka (Boldo)	D 6	14,0 g	choleret., diuret., Maldigestion
Cynara scolymus	D 12	15,0 g	Anregung aller Stoffwechselvorgänge
Dioscorea vill.	D 4	16,0 g	Magen- und Darmkrämpfe
Rhamnus frangula (Frangula)	D 8	14,0 g	Verstopfung, Koliken
Fumaria off. spag. Peka	D 6	13,0 g	Gallenstau, Vertopfung, blutreinigend
Rheum	D 8	14,0 g	Verstopfung, Giftbelastung des Darms
Strychnos ignatii spag. Peka (Ignatia)	D 6	14,0 g	nerv. Magenstörungen, Schmerzen

Indikationen

Obstipation, Reizkolon (Colon irritabile)

Pharmazentralnummer (PZN)

50 ml   02 089 240

DEMYC spag. Peka N Tropfen äußerlich

Wirkstoffe

In 100 g sind enthalten:			Wirkprinzipien
Ranunculus bulbosus	D 5	7,5 g	juckend, verhornte Ausschläge
Anagallis arvensis	Ø	5,5 g	schrundige Hautausschläge
Calendula off.	Ø	12,5 g	Wunden mit Gewebszerstörung
Delphinium staphisagria spag. Peka (Staphisagria)	D 3	7,0 g	Juckreiz, aggressive Sekrete
Piper methysticum spag. Peka	D 8	12,5 g	Trichophytie, Lokalanästhesie
Salvia off.	Ø	12,0 g	desinfektorisch, hauttonisierend

Indikationen

Mykosen, Pilzinfektionen, Fußpilz, Nagelmykosen

Pharmazentralnummer (PZN)

20 ml   03 386 951

DIFOSS spag. Peka N Globuli

Wirkstoffe

In 10 g sind enthalten:			Wirkprinzipien
Peumus boldus spag. Peka (Boldo)	D 6	0,012 g	Gallensekretion, Kolikprophylaxe
Calcium carbonicum Hahnemanni (Calcium carbonicum)	D 10	0,020 g	Aktivierung des Kalkstoffwechsels
Calcium fluoratum	D 10	0,013 g	Begünstigung der Knochenaufbauprozesse
Cuprum aceticum	D 6	0,015 g	spastische und Kolikenentwicklungen
Magnesium carbonicum	D 10	0,020 g	kolikartige Leibschmerzen, Muskelspasmen
Chamomilla recutita	D 8	0,020 g	Zahnneuralgien, ruhelos, Dentitio difficilis

Indikationen

Zahnungsbeschwerden, Dreimonatskoliken

Pharmazentralnummer (PZN)

10 g   02 291 071

ENTREGIN spag. Peka Tropfen

Wirkstoffe

In 100 g sind enthalten:			Wirkprinzipien
Veratrum album	D 4	17,0 g	Gastroenteritis, Kollapsgefahr
Potentilla anserina spag. Peka	Ø	23,0 g	Spasmen, Störung der Schleimhaut
Colocynthis (Citrullus colocynthis)	D 4	14,0 g	Darmkatarrhe, Koliken
Podophyllum peltatum	D 4	15,0 g	Colitis, Magen-Darmkatarrh
Cynara scolymus	Ø	15,0 g	metabolische Regulationen
Artemisia abrotanum spag. Peka (Abrotanum)	Ø	16,0 g	Morbus Crohn, Marasmus

Indikationen

Diarrhoe, Dyspepsie, Enteritis, Gastroenteritis, Magen/Darmerkrankungen, Reizkolon (Colon irritabile)

Pharmazentralnummer (PZN)

50 ml   04 263 222

FEDON spag. Peka N Tropfen

Wirkstoffe

In 100 g sind enthalten:			Wirkprinzipien
Cinchona succirubra spag. Peka (China)	D 12	8,0 g	Anämie
Phosphorus	D 10	18,0 g	Leber-Milzstörungen
Argentum nitricum	D 6	16,5 g	Stabilität der Blutzellen
Calcium phosphoricum	D 9	17,5 g	Sauerstoff-Utilisation
Pulsatilla pratensis spag. Peka	D 8	16,0 g	ungenügender Sauerstoff-Austausch
Lamium album	D 6	15,5 g	Chlorose, müde
Urtica urens	D 6	8,5 g	Hämoglobin-Spiegel, Entgiftung

Indikationen

Anämie, Blutarmut aus Eisenmangel, Blutarmut aus Säurestörungen des Magens, Blutarmut durch Verwertungsstörungen

Pharmazentralnummer (PZN)

50 ml	06 052 736
100 ml	06 052 742

FEPYR spag. Peka Tropfen

Wirkstoffe

In 100 g sind enthalten:			Wirkprinzipien
Eupatorium perfoliatum	D 2	11,0 g	Grippenkatarrh
Acidum arsenicosum (Arsenicum album)	D 6	12,0 g	Kräfteschwund, bösartige Infekte
Aconitum napellus	D 4	16,0 g	initiales Fieber
Argentum nitricum	D 4	13,0 g	Bakterizidie, Unruhe
Bryonia cretica spag. Peka	D 4	13,0 g	Grippe, Bronchitis, stechende Schmerzen
Cinchona succirubra spag. Peka (China)	D 3	12,0 g	Fieber, Schwäche
Vincetoxicum hirundinaria	D 2	13,0 g	Virusinfekte
Lachesis mutus	D 7	10,0 g	septische Fieber

Indikationen

Fieber

Pharmazentralnummer (PZN)

50 ml   03 821 884

FLAMYAR spag. Peka N Salbe

Wirkstoffe

In 100 g sind enthalten:			Wirkprinzipien
Toxicodendron quercifolium (Rhus toxicodendron)	D 12	4,0 g	akuter Gelenk- und Muskelrheumatismus
Arnica montana spag. Peka	D 12	3,5 g	Blutergüsse, Rheuma
Bellis perennis spag. Peka	D 8	3,0 g	Distorsionen, Kontusionen, Hämatome
Bryonia cretica spag. Peka	D 4	4,5 g	reißend stechende Schmerzen
Guajacum	D 4	3,0 g	Tendovaginitis, Sehnenverkürzung
Ledum palustre	D 4	5,0 g	Gicht, Taubheitsgefühle
Ruta graveolens spag. Peka	D 6	4,0 g	Sehnenschmerzen, Zirkulation
Viscum album spag. Peka	D 4	5,0 g	Bandscheibenschäden, Torticollis, Schulterarmsyndrom

Indikationen

Verletzungen, rheumatische Beschwerden, Arthritis, Arthritis urica, Bänderriss, Bänderzerrung, Bandscheibenschaden, Bursitis, Distorsionen, Epicondylitis, Fibromyalgie, Gliederschmerzen, Hämatome, Hexenschuss, Ischialgie, Ischias, Karpaltunnelsyndrom, Kontusionen, Lumbago, Meniskusverletzungen, Muskelerkrankungen, Myalgien, Myogelosen, Polyarthritis, Prellungen, Sportverletzungen, Tendovaginitis, Torticollis, Traumata, Weichteilrheumatismus

Pharmazentralnummer (PZN)

35 g	06 052 759
100 g	06 052 765

GLETAR spag. Peka N Tropfen

Wirkstoffe

In 100 g sind enthalten:			Wirkprinzipien
Euphrasia officinalis spag. Peka	D 2	13,5 g	Augenentzündugen, Schmerzen
Cynara scolymus	D 8	14,5 g	allgemeine Stoffwechsel-bereinigung
Aurum chloratum	D 6	13,0 g	Glaukom, Ablatio retinae, Iritis
Hedera helix spag. Peka	D 8	11,0 g	sklerotische Gefäße
Nicotiana tabacum (Tabacum)	D 6	13,0 g	allgemeine Sehstörungen, Gefäße
Nitroglycerinum (Glonoinum)	D 6	10,5 g	Glaukom, Zirkulationsstörungen
Ruta graveolens spag. Peka	D 6	13,0 g	Überanstrengung
Solanum dulcamara (Dulcamara)	D 3	11,5 g	Sehnervstörungen, beg. Erblindung

Indikationen

Glaukom, Katarakt, Asthenopie, Hornhautentzündung

Pharmazentralnummer (PZN)

50 ml	03 796 293
100 ml	03 796 301

GLUREG spag. Peka Tropfen

Wirkstoffe

In 100 g sind enthalten:			Wirkprinzipien
Syzygium cumini (Syzygium jambolanum)	Ø	14,0 g	Schwäche, diabetische Geschwüre
Chionanthus virginicus	D 3	11,0 g	Dysfermentie, Pankreas
Phosphorus	D 10	10,0 g	Hepatosen, Pankreopathien
Acidum sulfuricum	D 4	15,0 g	Diabetes, matt, reguliert Verdauung
Allium cepa spag. Peka	D 4	10,0 g	Fibrinolytisch, Gärungen, Flatulenz
Stigmata maydis spag. Peka	Ø	14,0 g	Blutzuckersenkung, Nierendrainage
Zincum sulfuricum	D 3	12,0 g	Insulinbildung und -abgabe
Acidum L (+) – lacticum (Acidum sarcolacticum)	D 6	14,0 g	Diabetes, Muskeln kraftlos, Myocardschwäche

Indikationen

Diabetes mellitus, Glucosurie

Pharmazentralnummer (PZN)

50 ml	04 969 850
100 ml	04 969 896

HABIFAC spag. Peka N Tropfen

Wirkstoffe

In 100 g sind enthalten:			Wirkprinzipien
Graphites	D 8	12,0 g	allgemein chronisch entzündl. Erkrankungen
Acidum nitricum	D 6	14,0 g	allgemein chronisch entzündl. Erkrankungen
Acidum formicicum	D 8	11,0 g	allergische Bereitschaft, Juckreiz
Thuja occ.	D 10	12,0 g	erbbedingte Vitalitätsschwäche, Juckreiz
Baptisia tinctoria	D 5	12,0 g	bösartig schleichende Infekte
Glechoma hederacea spag. Peka	D 4	15,0 g	zur Stimulierung der Stoffwechselprozesse, Juckreiz
Hepar sulfuris	D 8	11,0 g	chron. Drüsen-, Organ- und Hauterkrankungen
Vincetoxicum hirundinaria	D 8	13,0 g	Restintoxikationen, virale

Indikationen

Chronizität, Umstimmung, Reaktionsstarre, Rezidive, dauernde Krankheitsbereitschaft, Abwehrschwäche (Konstitution), Immunstimulation, Abszesse, Adnexitis, Akne, Dermatomykosen, Pruritus (senilis)

Pharmazentralnummer (PZN)

50 ml	02 089 263
100 ml	02 090 697

HAESAL spag. Peka Salbe

Wirkstoffe

In 100 g sind enthalten:			Wirkprinzipien
Ruta graveolens spag. Peka	D 3	4,5 g	schmerzhafte Hämorrhoiden
Calendula off.	D 8	6,7 g	Mastdarm Vorfall, venöser Stau
Bellis perennis spag. Peka	D 8	2,6 g	brennend, juckendes Wundgeschehen
Chamomilla recutita	D 8	6,6 g	antientzündlich, keimtötend
Plantago major spag. Peka	D 3	3,6 g	Granulation, Epithelisierung

Indikationen

Hämorrhoiden, Analfissur, Afterjucken, Analblutgefässe (entzündete, brennende, blutende), Proktitis, variköser Symptomenkomplex

Pharmazentralnummer (PZN)

35 g   02 695 495

HAESUP spag. Peka Zäpfchen

Wirkstoffe

In 1 Zäpfchen sind enthalten:			Wirkprinzipien
Hamamelis virginiana spag. Peka	Ø	0,02334 g	blutende Hämorrhoiden
Potentilla anserina spag. Peka	Ø	0,03166 g	spastische Darmschmerzen
Plantago major spag. Peka	Ø	0,02666 g	schmerzhaftes Hämorrhoidal-geschehen
Lamium album	Ø	0,01834 g	Schleimhaut-entzündungen

Indikationen

Hämorrhoiden, Analblutgefässe (entzündete, brennende, blutende)

Pharmazentralnummer (PZN)

10 St.   03 161 732

HAETRO spag. Peka Tropfen

Wirkstoffe

In 100 g sind enthalten:			Wirkprinzipien
Aesculus hippocastanum	D 4	6,0 g	brennende Hämorrhoidalknoten
Collinsonia canadensis	D 2	12,0 g	portaler Stau, atonische Obstipation
Sedum acre	D 6	14,0 g	Afterrissschmerzen
Melilotus off. spag. Peka	D 12	10,0 g	Kopfschmerzen, Viskosität
Acidum nitricum	D 4	16,0 g	schneidende Afterschmerzen
Capsella bursa pastoris spag. Peka (Thlaspi Bursa Pastoris)	D 4	16,0 g	Afterbluten, Hämorrhoiden
Semecarpus anacardium (Anacardium)	D 4	12,0 g	Hämorrhoiden mit Pflockgefühl
Strychnos ignatii spag. Peka (Ignatia)	D 8	14,0 g	Mastdarmvorfall

Indikationen

Hämorrhoiden, Pfortaderstau, Analblutgefässe (entzündete, brennende, blutende), Proktitis, variköser Symptomenkomplex

Pharmazentralnummer (PZN)

50 ml	06 052 624
100 ml	06 052 647

HECHOCUR spag. Peka N Tropfen

Wirkstoffe

In 100 g sind enthalten:			Wirkprinzipien
Taraxacum officinale spag. Peka	D 8	14,0 g	hepatorenales Syndrom
Cynara scolymus	D 8	10,0 g	antitoxisch, portaler Stau
Peumus boldus spag. Peka (Boldo)	D 6	6,0 g	Cholerese
Mandragora e rad. spag. Peka	D 12	14,0 g	spastische Obstipation
Chionanthus virginicus	D 2	14,0 g	Fermentschwäche
Lycopodium clavatum	D 4	14,0 g	Hypercholesterinämie, Autoxine
Phosphorus	D 10	14,0 g	Leberatrophie, Pankreopathie
Iberis amara	D 6	14,0 g	Herzirregularitäten

Indikationen

Leber- und Galleerkrankungen, Galle-Leberfunktionsstörung, Entgiftung, Cholangitis, Cholecystitis, Cholestase, chronic fatigue syndrom, Durchschlafstörungen (Leberzeit), Dyskrasie, Fettleber, Gallensteine, Hyperlipidämie, Ikterus, Pfortaderstau, Stoffwechselanregung

Pharmazentralnummer (PZN)

50 ml	03 796 181
100 ml	03 796 198

INFRAGIL spag. Peka N Tropfen

Wirkstoffe

In 100 g sind enthalten:			Wirkprinzipien
Ailanthus altissima	D 3	12,0 g	bösartige Infekte
Vincetoxicum hirundinaria	D 6	12,0 g	Virusinfekte
Nasturtium officinale	D 6	10,0 g	biologisch antibiotisch
Cinchona pubescens spag. Peka (China)	D 8	12,0 g	Fieber, Schwäche
Marrubium vulgare	D 6	16,0 g	lymphatische Stimulation
Echinacea spag. Peka	D 12	14,0 g	Immunstimulation, Entzündungen
Lachesis mutus	D 12	12,0 g	septische Prozesse
Argentum nitricum	D 6	12,0 g	Bakterizidie, Unruhe

Indikationen

Infekte (bakterielle und virale), Bakteriurie, Herpes simplex, Herpes zoster, Otitiden, Varizellen, Warzen

Pharmazentralnummer (PZN)

30 ml	06 052 653
50 ml	06 052 676
100 ml	06 052 682

INFRAGIL spag. Peka N Globuli

Wirkstoffe

In 10 g sind enthalten:			Wirkprinzipien
Ailanthus altissima	D 3	0,012 g	bösartige Infekte
Vincetoxicum hirundinaria	D 6	0,012 g	Virusinfekte
Nasturtium officinale	D 6	0,010 g	biologisch antibiotisch
Cinchona pubescens spag. Peka (China)	D 8	0,012 g	Fieber, Schwäche
Marrubium vulgare	D 6	0,016 g	lymphatische Stimulation
Echinacea spag. Peka	D 12	0,014 g	Immunstimulation, Entzündungen
Lachesis mutus	D 12	0,012 g	septische Prozesse
Argentum nitricum	D 6	0,012 g	Bakterizidie, Unruhe

Indikationen

Infekte (bakterielle und virale), Bakteriurie, Herpes simplex, Herpes zoster, Otitiden, Varizellen, Warzen

Pharmazentralnummer (PZN)

10 g   11 218 989

ITIRES spag. Peka N Tropfen

Wirkstoffe

In 100 g sind enthalten:			Wirkprinzipien
Calcium jodatum	D 8	13,5 g	verhärtete, schmerzlose Lymphdrüsen
Helianthemum canadense (Cistus canadensis)	D 12	15,0 g	chronische Lymphdrüsenschwellungen
Conium maculatum	D 6	13,5 g	verhärtete Drüsen- und Lymphdrüsen
Juglans regia spag. Peka	D 6	9,5 g	eitrige Lymphadenitis, Juckreiz
Barium carbonicum	D 8	13,5 g	geschwollene, verhärtete Lymphdrüsen
Scrophularia nodosa	D 4	13,0 g	entzündlich vergrößerte Lymphdrüsen
Echinacea spag. Peka	D 12	10,5 g	Septikämie, Abwehrsteigerung
Galium aparine	D 6	11,5 g	canceröse Hautgeschwülste, diuretisch

Indikationen

Lymphatische Erkrankungen, Entgiftung, Ausleitung, Dyskrasie, Mastitis, Zellulite

Pharmazentralnummer (PZN)

10 ml	09 684 342
50 ml	03 796 347
100 ml	03 796 353

ITIRESAL spag. Peka Salbe

Wirkstoffe

In 100 g sind enthalten:			Wirkprinzipien
Scrophularia nodosa	D 2	1,5 g	chronische Lymphadenitis
Clematis recta	D 3	2,5 g	entzündlich tastbare Lymphknoten
Calcium jodatum	D 6	2,5 g	skrofulöse Drüsenschwellungen, entzündlich
Conium maculatum	D 3	2,5 g	Drüsen vergrößert, verhärtet
Aesculus hippocastanum	D 4	3,5 g	venöse Stauungen, Schmerzen
Arnica montana spag. Peka	D 8	2,5 g	kongestionierte Gefäße, art./ven.
Calcium fluoratum	D 8	2,0 g	harte Drüsen, Struma, Fibrome
Hedera helix spag. Peka	D 6	4,0 g	indolente Drüsenschwellungen

Indikationen

Lymphatische Erkrankungen, Mastitis

Pharmazentralnummer (PZN)

35 g   02 695 503

JUVE-CAL spag. Peka NR Mischung

Wirkstoffe

In 100 g sind enthalten:			Wirkprinzipien
Lycopodium clavatum	D 12	2,0 g	reizbar, chronische Selbstvergiftung
Cinchona succirubra spag. Peka (China)	D 8	3,5 g	große Schwäche, Schleimhautkatarrhe
Calcium hypophosphorosum	D 4	6,5 g	Verlust der Muskelkraft
Acidum phosphoricum	D 4	5,5 g	nervöse Erschöpfung, Schwäche
Argentum nitricum	D 4	3,0 g	nervöse Überreizung, Erwartungsangst
Artemisia abrotanum (Abrotanum)	D 8	3,5 g	Appetitlosigkeit, Skrophulose, Abmagerung
Barium carbonicum	D 12	3,0 g	Entwicklungsstörungen, vergesslich
Delphinium staphisagria (Staphisagria)	D 4	2,0 g	sehr empfindlich, hypochondrisch

Indikationen

Aufbau körperlich, Erschöpfung – körperliche, Regeneration, Rekonvaleszenz, Schwäche physisch, ADHS, Konzentrationsmangel, Lernschwäche, Schulstress, Entwicklungsstörung – juvenile, Wachstumsstörungen, Callusbildung – schlechte, Frakturen, Knochenbildung – gestörte, Anorexie, Appetitlosigkeit, Kachexie

Pharmazentralnummer (PZN)

150 ml   03 796 318

KELAN spag. Peka Salbe

Wirkstoffe

In 100 g sind enthalten:			Wirkprinzipien
Acidum silicicum (Silicea)	D 6	3,0 g	Narben, Keloide
Arnica montana spag. Peka	D 12	3,0 g	Verletzungsfolgen, Durchblutung
Graphites	D 6	2,0 g	Chronische Hautleiden
Hypericum perforatum	D 6	3,0 g	Haut- und Nervenverletzungen
Ledum palustre	D 12	3,0 g	Haut- und Nervenverletzungen
Magnesium fluoratum	D 12	2,5 g	Bindegewebe
Manganum sulfuricum	D 12	3,0 g	Chronische Hautleiden
Ruta graveolens spag. Peka	D 12	2,5 g	Verletzungsfolgen, Durchblutung

Indikationen

Narben, Keloide

Pharmazentralnummer (PZN)

35 g   09 213 476

KLIFE spag. Peka Tropfen

Wirkstoffe

In 100 g sind enthalten:			Wirkprinzipien
Pulsatilla pratensis spag. Peka	D 3	10,0 g	Gemütsschwankungen, Hitzewallungen, unregelmäßige Regel
Sanguinaria canadensis spag. Peka	D 6	13,0 g	Wallungen, Schmerzen der Brüste, verst. Blutungen
Lachesis mutus	D 6	14,0 g	Septikämie, klimakt. Kreislaufstörungen
Pilocarpus jaborandi spag. Peka (Jaborandi)	D 3	10,0 g	Hitzewallungen, Nachtschweiße
Aletris farinosa	D 2	13,0 g	Fluor scharf, Senkung, Koliken
Chamalirium luteum (Helonias dioica)	D 3	13,0 g	traurig, Mastodynie, ausd. Regel
Graphites	D 8	12,0 g	Fluor, Regelverspät., Wundsein, Neigung zu Übergewicht
Lamium album	Ø	15,0 g	Leukorrhoe, Regelanomalien

Indikationen

Klimakterische Beschwerden, Hitzewallungen, Fluor vaginalis

Pharmazentralnummer (PZN)

50 ml	04 263 185
100 ml	04 263 179

LAEVUL spag. Peka N Salbe

Wirkstoffe

In 100 g sind enthalten:			Wirkprinzipien
Vinca minor spag. Peka	D 3	4,5 g	nässende Ekzeme, Wundsein
Bellis perennis spag. Peka	D 8	3,5 g	Erytheme, undichte Gefäße, Eiter
Plantago major	D 2	6,0 g	Brandwunden, Blutungen
Arnica montana spag. Peka	D 8	3,0 g	Erysipel, Eiterbildung, Schmerz
Chamomilla recutita	D 8	3,0 g	schmerzhaftes Wundgeschehen
Hypericum perforatum	D 2	4,0 g	Brand-, Riss-, Quetsch-, Schnittwunden

Indikationen

Wundheilung, Decubitus, Läsionen, Rhagaden, Schrunden, Ulcus cruris

Pharmazentralnummer (PZN)

35 g   02 723 145

MUCAN spag. Peka Tropfen

Wirkstoffe

In 100 g sind enthalten:			Wirkprinzipien
Agaricus muscarius	D 6	14,5 g	Schleimhäute, Darmkatarrh, Jucken
Allium sativum	D 6	14,5 g	Schleimhäute, bakterizid, antimykotisch
Aristolochia clematitis	D 12	8,5 g	Schleimhäute, Magenkatarrh, antibiotisch
Cedron	D 6	15,5 g	Schleimhäute, Herpes, Infekte
Hydrastis canadensis	D 12	8,5 g	Schleimhäute, Katarrhe allgemein
Okoubaka aubrevillei spag. Peka	D 6	17,5 g	Schleimhäute, Entgiftung von Restintoxikationen
Vincetoxicum	D 4	21,0 g	Schleimhäute, Virusinfektionen, Herde

Indikationen

Unspezifische Abwehrstärkung bei Pilzinfektionen, Milieu-Sanierung

Pharmazentralnummer (PZN)

50 ml	07 528 603
100 ml	07 528 626

MUNDIPUR spag. Peka N Mischung

Wirkstoffe

In 100 g sind enthalten:			Wirkprinzipien
Colchicum autumnale	D 12	19,5 g	Gelenkrheuma, Gicht
Berberis vulgaris spag. Peka	D 6	2,0 g	Gicht, Urate, Schmerzen
Bryonia cretica spag. Peka	D 4	16,5 g	Rheumaschmerzen, Gicht
Phytolacca americana	D 4	20,5 g	Steifigkeit, Neuralgien, Muskelspasmen
Harpagophytum procumbens	D 12	2,5 g	Hüftgelenke, reissend krampfh. Schmerzen
Ledum palustre	D 6	2,5 g	Wärmetönung, Steifigkeit, Schmerzen
Cynara scolymus	D 8	17,0 g	Stoffwechseldrainage, Lithiasis, Gicht
Natrium carbonicum	D 4	19,5 g	Gliederschwäche, Verdauungsanregung

Indikationen

Verschlackung, Stoffwechselanregung, harnsaure Diathese, Arthritis, Arthritis urica, Gicht, degeneratives Rheuma, entzündliches Rheuma, Fibromyalgie, Hyperurikämie, Psoriasis, Zellulite

Pharmazentralnummer (PZN)

150 ml   03 796 330

NEUREG spag. Peka Mischung

Wirkstoffe

In 100 g sind enthalten:			Wirkprinzipien
Avena sativa	Ø	2,4 g	Unruhe, erschöpft, schlaflos
Cinchona succirubra spag. Peka (China)	D 4	2,8 g	nervenschwach, organische Fehlleistungen
Argentum nitricum	D 6	2,0 g	Desinteresse an der Arbeit, Angst
Piper methysticum	D 8	3,2 g	entspannend, stimmungsaufhellend
Delphinium staphisagria spag. Peka (Staphisagria)	D 6	2,4 g	negative Dystonie, reizbar
Panax ginseng (Ginseng)	Ø	2,4 g	geistige-körperliche Erschöpfung
Conium maculatum	D 4	2,4 g	empfindlich, gereizt, einsam
Strychnos nux vomica spag. Peka (Nux vomica)	D 4	2,4 g	negative Unausgeglichenheit

Indikationen

Geistige Erschöpfung, vegetative Dystonie, Stressbelastungen, Adynamie, Apathie, Aufbau psychisch, chronic fatigue syndrom (cfs), Demenz, Depressionen, Regeneration, Schwäche psychisch

Pharmazentralnummer (PZN)

150 ml   01 953 038

OPSONAT spag. Peka Mischung

Wirkstoffe

In 100 g sind enthalten:			Wirkprinzipien
Acidum nitricum	D 4	16,0 g	Itiden aller Schleimhäute, Blutungsneigungen
Hydrastis canadensis	D 4	5,5 g	chronische Katarrhe, canceröse Entwicklungen
Acidum sulfuricum	D 4	12,5 g	Schleimhautkatarrhe, Erschöpfung
Gratiola officinalis	D 4	12,5 g	Gastritis, Meteorismus, Leberstörungen
Bellis perennis spag. Peka	D 1	11,5 g	Überanstrengungs-, Verletzungsfolgen
Lachesis mutus	D 7	14,0 g	Endokarditis, Myocarditis, Kollaps
Lytta vesicatoria (Cantharis)	D 4	11,5 g	Itiden, Gesamtorganismus, Hauteffloreszenzen
Glechoma hederacea spag. Peka	Ø	16,5 g	Leber-, Milzleiden, Gesamtstoffwechsel

Indikationen

Alle Formen von Entzündungen

Pharmazentralnummer (PZN)

60 ml	10 557 229
150 ml	03 889 273

OSS-regen spag. Peka Tropfen

Wirkstoffe

In 100 g sind enthalten:			Wirkprinzipien
Asa foetida	D 3	3,5 g	Karies der Knochen
Acidum phosphoricum	D 3	13,5 g	Knochenschmerzen, Rachitis, Callus
Galipea officinalis spag. Peka (Angustura)	D 4	12,0 g	Ostitis, Streckbedürfnis, Wirbel
Bryonia cretica spag. Peka	D 4	14,5 g	schmerzhafte Gelenkschwellung
Guajacum	D 3	14,5 g	deformierender Rheumatismus
Bellis perennis spag. Peka	D 3	15,5 g	Mikrozirkulation, antientzündlich
Ruta graveolens spag. Peka	D 3	13,5 g	Glieder- und Muskelschmerz, Schwäche
Equisetum arvense	Ø	13,0 g	eitrige Ostitis, Diurese

Indikationen

Arthrosen, Bandscheibenschaden, Coxitis, Frakturen, Knochenbildung – gestörte, Knochendichte – verminderte, Knochenhautentzündung, Meniskusverletzungen, Osteoporoseprophylaxe, Parodontose, Sportverletzungen, Traumata

Pharmazentralnummer (PZN)

50 ml	03 822 079
100 ml	03 822 085

OTIDOLO spag. Peka Ohrentropfen

Wirkstoffe

In 100 g sind enthalten:			Wirkprinzipien
Atropa belladonna spag. Peka (Belladonna)	D 4	7,0 g	Entzündung
Chamomilla recutita	D 4	7,5 g	Schmerz, Entzündung, Unruhe
Echinacea spag. Peka	D 5	9,0 g	Immunabwehr
Phytolacca americana	D 4	6,5 g	Schmerzhafte Kopfkongestionen
Plantago major spag. Peka	D 6	8,5 g	Schmerz, pflanzlich antibiotisch
Pulsatilla spag. Peka	D 4	3,5 g	Schleimhautkatarrhe
Glycerinum anhydricum		58,0 g	

Indikationen

Ohrenentzündungen

Pharmazentralnummer (PZN)

10 ml   09 931 579

PLEVENT spag. Peka N Tropfen

Wirkstoffe

In 100 g sind enthalten:			Wirkprinzipien
Cynara scolymus	D 12	23,0 g	Eiweiß-, Fett-, Kohlenhydratstoffwechsel
Peumus boldus spag. Peka (Boldo)	D 8	15,0 g	choleretisch, Harnstoffausscheidung
Taraxacum officinale spag. Peka	D 8	20,5 g	hepatorenales Syndrom
Solidago virgaurea	D 12	11,5 g	harnsaure Nierenbelastung
Equisetum arvense	D 6	19,0 g	Nierenausleitung
Leonurus cardiaca	D 4	11,0 g	negative Dystonie

Indikationen

Fettstoffwechselstörung, Adipositas, Hyperlipidämie

Pharmazentralnummer (PZN)

50 ml	02 090 817
100 ml	02 090 823

PROAL spag. Peka N Tropfen

Wirkstoffe

In 100 g sind enthalten:			Wirkprinzipien
Smilax off. (Sarsaparilla)	D 8	15,0 g	chronische Ausschläge
Euphrasia off. spag. Peka	D 3	16,0 g	Haut, beißend, juckend
Juglans regia spag. Peka	D 6	15,0 g	lymphatische Diathese
Ailanthus altissima	D 4	12,0 g	frieselartige Ausschläge
Gratiola off.	D 4	15,0 g	Haut, Augen, Sandgefühle
Okoubaka	D 3	15,0 g	Darmreinigung
Taraxacum officinale spag. Peka	D 12	12,0 g	Leber und Nierenfunktion anregend

Indikationen

Allergien, allergisches Kontaktekzem, atopische Dermatitis, Milchschorf, Nahrungsmittelallergien, Neurodermitis, Pollinosis, Urtikaria

Pharmazentralnummer (PZN)

30 ml	02 738 649
50 ml	02 738 655
100 ml	02 738 678

PROSCENAT spag. Peka Tropfen

Wirkstoffe

In 100 g sind enthalten:			Wirkprinzipien
Delphinium staphisagria spag. Peka (Staphisagria)	D 4	15,0 g	Prostatismus, Blasenkatarrh
Conium maculatum	D 4	15,0 g	Prostatismus, Hypochondrie
Acidum sulfuricum	D 4	10,5 g	Prostatitis, nervöse Reizbarkeit
Lytta vesicatoria (Cantharis)	D 4	13,5 g	Cystitis, Nephritis, Tenesmus
Nasturtium officinale	Ø	13,0 g	entzündliche Harnwegsreizungen
Ononis spinosa	Ø	18,0 g	Anurie, dekompensiertes Herz
Selenium	D 8	15,0 g	Prostatitis, Nervenschwäche

Indikationen

Prostataleiden, Dysurie, Miktionsstörungen, Nykturie, Pollakisurie

Pharmazentralnummer (PZN)

50 ml	03 822 122
100 ml	03 822 139

P-sta spag. Peka Tropfen

Wirkstoffe

In 100 g sind enthalten:			Wirkprinzipien
Piper methysticum spag. Peka	D 8	12,0 g	vegetative Übererregbarkeit
Acidum phosphoricum	D 3	5,0 g	nervöse Erschöpfung
Agaricus muscarius (Amanita muscaria)	D 6	6,0 g	Gedächtnis schwach, Gedankenflucht
Avena sativa spag. Peka	D 1	16,0 g	vegetative Dystonie
Semecarpus anacardium (Anacardium)	D 10	14,0 g	Konzentrationsmangel
Strychnos ignatii spag. Peka (Ignatia)	D 4	14,0 g	Angst, unstet, unsicher
Cinchona pubescens spag. Peka (China)	D 3	14,0 g	paretische Schwäche
Schoenocaulon officinale (Sabadilla)	D 4	19,0 g	Erwartungsängste

Indikationen

Angst, nervliche Dysbalance, Stressbelastungen, ADHS, Aufbau psychisch, Hyperaktivität, Konzentrationsmangel, Lernschwäche, Prüfungsängste, Schulstress, Nervosität, Depressionen, Neurasthenie, psychosomatische Störungen, Schwäche psychisch, Stimmungsschwankungen, vegetative Dystonie

Pharmazentralnummer (PZN)

50 ml	02 767 102
100 ml	02 767 131

RADINEX spag. Peka Tropfen

Wirkstoffe

In 100 g sind enthalten:			Wirkprinzipien
Allium cepa spag. Peka	D 4	10,0 g	Physiologisches Darm-Milieu
Arctium lappa spag. Peka	D 4	10,0 g	Blutqualität
Bellis perennis spag. Peka	D 4	16,0 g	Chronische Entzündungen
Glechoma hederacea spag. Peka	D 6	15,0 g	Entgiftung, Ausscheidung
Hedera helix spag. Peka	D 12	12,0 g	Stoffwechsel
Juglans regia spag. Peka	D 8	14,0 g	Lymphbelastungen
Sempervivum tectorum spag. Peka	D 12	13,0 g	Blutqualität
Viscum album spag. Peka	D 6	10,0 g	Nervensystem, Kreislaufstabilisierung

Indikationen

Entgiftung von Strahlenbelastungen, „Elektro-Stress", geopathische Belastung

Pharmazentralnummer (PZN)

50 ml	09 213 482
100 ml	09 213 499

RELIX spag. Peka Tropfen

Wirkstoffe

In 100 g sind enthalten:			Wirkprinzipien
Berberis vulgaris spag. Peka	D 3	14,0 g	Uratsteine, Gicht
Acidum benzoicum e resina	D 4	12,5 g	harnsaure Diathese
Dactylopius coccus spag. Peka (Coccus cacti)	Ø	13,0 g	Urat-, Oxalatsteine
Solidago virgaurea	Ø	20,0 g	Nierenfunktion, Harngrieß
Capsella bursa pastoris spag. Peka	Ø	10,5 g	Cystitis, Katheterwirkung
Acidum nitricum	D 4	10,5 g	Pferdeharn, suburämisch
Apis mellifica	D 4	9,0 g	Brennen und Wundheitsgefühl
Colchicum autumnale	D 12	10,5 g	Gichtniere, Rheuma

Indikationen

Nierenfunktionsstörungen, Entgiftung, Ausleitung, Nephropathien, Bakteriurie, Diurese (schlechte), Dyskrasie, Gewebeverschlackung – urämische, harnsaure Diathese, Gallensteine, Hyperurikämie, Konkremente, Nierengrieß, Oedeme

Pharmazentralnummer (PZN)

50 ml	02 672 407
100 ml	02 672 413

RICURA spag. Peka N Tropfen

Wirkstoffe

In 100 g sind enthalten:			Wirkprinzipien
Luffa operculata	D 6	10,5 g	akute Rhinitis/Sinusitis, Sekrete, Rhinitis
Kreosotum	D 6	8,5 g	chronischer Katarrh, Ozaena
Hydrargyrum sulfuratum rubrum (Cinnabaris)	D 12	10,5 g	Nebenhöhlenkatarrh, akut, chronisch
Echinacea spag. Peka	D 12	13,5 g	Immunstimulation, sept. Zustände
Capsicum annuum	D 4	14,0 g	Schnupfen, neuralgisch, stagnierend
Plantago major spag. Peka	D 6	14,5 g	antibiotisch, antineuralgisch
Sanicula europaea	D 6	16,0 g	Nebenhöhlenkatarrh
Thuja occ.	D 6	12,5 g	akute Sinusitis, Ozaena

Indikationen

Schleimhautaffektionen: Rhinitis, Sinusitis, Fließschnupfen, Pollinosis, Anosmie

Pharmazentralnummer (PZN)

10 ml	09 684 388
30 ml	02 096 300
50 ml	02 093 833
100 ml	02 095 737

SECELO spag. Peka Tropfen

Wirkstoffe

In 100 g sind enthalten:			Wirkprinzipien
Zincum isovalerianicum	D 4	11,5 g	Schlaflosigkeit der Kinder, motorische Unruhe
Hyoscyamus niger spag. Peka	D 4	12,0 g	große Gehirnerregung, Krampfneigung
Amanita muscaria (Agaricus muscarius)	D 6	11,0 g	psychische und motorische Unruhe
Humulus lupulus	Ø	16,0 g	Erregungszustände, motorische Unruhe
Acidum phosphoricum	D 4	11,0 g	nervöse Erschöpfung, Kopfmüdigkeit
Coffea arabica	D 8	14,0 g	Erregung, Schlaflosigkeit
Hypericum perforatum	D 2	12,0 g	Reden im Schlaf, Stimmung ungleich
Semecarpus anacardium (Anacardium)	D 4	12,5 g	ängstlich oder heftig, Widerspruch

Indikationen

ADHS, Hyperaktivität, motorische Unruhe

Pharmazentralnummer (PZN)

50 ml	02 672 436
100 ml	02 672 442

SE-ONSIL spag. Peka Tropfen

Wirkstoffe

In 100 g sind enthalten:			Wirkprinzipien
Atropa belladonna spag. Peka (Belladonna)	D 4	14,0 g	hochgradige Entzündungen
Phytolacca americana	D 4	14,0 g	chronische Lymphadenitis
Ailanthus altissima	D 3	14,0 g	bösartige Infektionen
Barium carbonicum	D 8	14,0 g	rezidivierende Anginen
Teucrium scorodonia spag. Peka	D 12	10,0 g	lymphatische Induration
Echinacea spag. Peka	D 6	10,0 g	Immunstimulation
Clematis recta	Ø	10,0 g	Septikämie, Fieber
Lachesis mutus	D 8	14,0 g	Tonsillitis

Indikationen

Angina, Tonsillitis, Glossitis, Laryngitis, Pharyngitis

Pharmazentralnummer (PZN)

30 ml	04 970 238
50 ml	04 970 296
100 ml	04 970 304

SOMCUPIN spag. Peka N Tropfen

Wirkstoffe

In 100 g sind enthalten:			Wirkprinzipien
Eschscholtzia californica	D 12	15,0 g	Entspannung, Sedierung
Zincum isovalerianicum	D 5	15,0 g	nervöse Schlaflosigkeit
Coffea arabica	D 10	11,0 g	Gedankenzudrang, schlaflos
Avena sativa spag. Peka	Ø	11,0 g	nervöse Erschöpfung, schlaflos
Argentum nitricum	D 4	11,0 g	nervöse Herz- und Magensensationen
Lactuca virosa	D 4	15,0 g	Sedierung, antispastisch
Delphinium staphisagria spag. Peka (Staphisagria)	D 4	11,0 g	unruhige Träume, schlaflos ab 3 Uhr
Natrium tetrachloroauratum (Aurum chloratum natronatum)	D 6	11,0 g	nächtliche Wachphasen

Indikationen

Schlafstörungen

Pharmazentralnummer (PZN)

50 ml	03 822 228
100 ml	03 822 234

SPECIOL spag. Peka Tropfen

Wirkstoffe

In 100 g sind enthalten:			Wirkprinzipien
Chionanthus virginicus	D 3	11,5 g	Dysfermentie Leber/Pankreas
Iris versicolor	D 3	12,0 g	Magen, Leber, Pankreas, Sodbrennen
Hedera helix spag. Peka	D 6	11,5 g	biläre Dyskinese
Myristica fragrans (Nux moschata)	D 4	11,5 g	gastrocardialer Symptomenkomplex
Eichhornia crassipes	D 2	13,5 g	Sekretionsanreg. Pankreas
Glechoma hederacea spag. Peka	Ø	15,0 g	portaler Stau, Toxikosen
Iberis amara	D 3	11,5 g	funktionelle Herzstörungen
Phosphorus	D 10	13,5 g	Leber-Pankreopathie

Indikationen

Bauchspeicheldrüsenfunktionsstörungen, Pankreopathien, Adipositas, Cholestase, Diabetes mellitus, Dyspepsie, Hepatopathien, Hyperlipidämie, Meteorismus, Oberbauchbeschwerden, Roemheld-Syndrom, Stoffwechselanregung, Verdauungsstörungen, Völlegefühl

Pharmazentralnummer (PZN)

50 ml	04 970 327
100 ml	04 970 600

TO-EX spag. Peka N Tropfen

Wirkstoffe

In 100 g sind enthalten:			Wirkprinzipien
Echinacea spag. Peka	D 12	14,0 g	Mesenchymstimulation
Argentum nitricum	D 4	10,0 g	Bakterizidie, Schmerz, Nervosität
Bryonia cretica spag. Peka	D 4	11,0 g	Entzündungen, Schmerz
Clematis recta	D 3	15,0 g	Haut, Schleimhaut, Lymphgeschehen
Ledum palustre	D 6	3,0 g	Insektengifte, harnsaure Belastungen
Hydrastis canadensis	D 4	15,0 g	chron. Katarrhe, Schwäche
Galium aparine	D 6	16,0 g	präcanceröse Entwicklungen
Glechoma hederacea spag. Peka	D 6	16,0 g	Stoffwechselanregung (Pb)

Indikationen

Gewebeentgiftung, Dyskrasie, Herdgeschehen, Insektenstiche, Decubitus, Ulcus cruris

Pharmazentralnummer (PZN)

30 ml	02 738 684
50 ml	02 738 690
100 ml	02 738 796

TRIENO spag. Peka Tropfen

Wirkstoffe

In 100 g sind enthalten:			Wirkprinzipien
Rhus aromatica	D 4	11,0 g	Blasenatonie, paretische Schwäche
Plantago major spag. Peka	Ø	20,0 g	Enuresis, antibiotisch
Serenoa repens (Sabal serrulatum)	D 2	12,5 g	entzündliche Harnwege, Inkontinenz
Causticum Hahnemanni	D 4	10,5 g	Blasenschwäche, Inkontinenz
Argentum nitricum	D 4	13,5 g	nervliche Erschöpfung, Katarrh
Arsenum jodatum	D 6	9,5 g	Schleimhautentzündungen, auch chronisch
Hypericum perforatum	D 2	10,0 g	Enuresis, Nervenschwäche
Zincum isovalerianicum	D 5	13,0 g	nervöse Miktionsstörungen

Indikationen

Enuresis nocturna, Incontinentia vesicae, Reizblase

Pharmazentralnummer (PZN)

50 ml	02 767 148
100 ml	02 767 154

UPELVA spag. Peka N Tropfen

Wirkstoffe

In 100 g sind enthalten:			Wirkprinzipien
Viburnum opulus	D 1	14,0 g	Krampfwehen, verfrühter Regelbeginn, Fluor
Zanthoxylum fraxineum (Xanthoxylon fraxineum)	D 3	10,5 g	heftige nächtl. Uterusschmerzen, Nervosität
Cyclamen purpurasceus	D 3	13,0 g	Regelanomalien, Migräne, Fluor
Kalium carbonicum	D 4	11,5 g	Oligomenorrhoe, -Menorrhagie, Herzneurose
Chamaelirium luteum (Helonias dioica)	D 3	13,0 g	Mastodynie, Senkungsgefühle
Datura stramonium (Stramonium)	D 10	11,5 g	Dysmenorrhoe, Nymphomanie, Körpergeruch
Delphinium staphisagria spag. Peka (Staphisagria)	D 4	11,5 g	Neurasthenie, Fluor, Pruritus vulvae
Hypericum perforatum	D 2	15,0 g	außerordentliche Schmerzhaftigkeit, Wundgeschehen

Indikationen

Menstruationsstörungen, PMS, Dysmenorrhoe, Fluor vaginalis, Mastodynie

Pharmazentralnummer (PZN)

50 ml   03 822 317

VER-EX Tropfen äußerlich

Wirkstoffe

In 100 g sind enthalten:			Wirkprinzipien
Anagallis arvensis	Ø	21,0 g	erweichend auf Warzen
Semecarpus anacardium (Anacardium)	D 12	18,5 g	Warzen, Hautaffektionen allgemein
Chelidonium majus	D 12	21,5 g	Warzen
Euphorbium	D 6	3,0 g	virul. Hauterkrankungen
Ruta graveolens	D 6	15,5 g	Wundgeschehen, Zirkulation
Thymus vulgaris	Ø	20,5 g	antiseptisch

Indikationen

Warzen, virale Hauterkrankungen

Pharmazentralnummer (PZN)

VER-EX äußerlich 20 ml	02 768 975
Kombipackung bestehend aus VER-EX 20 ml und VERINTEX 50 ml	03 822 375

VERINTEX spag. Peka Tropfen innerlich → Siehe Seite 90

VERINTEX spag. Peka Tropfen innerlich

Wirkstoffe

In 100 g sind enthalten:			Wirkprinzipien
Ranunculus bulbosus	D 6	11,5 g	Hauteruptionen allgemein
Acidum nitricum	D 4	15,0 g	Warzen, juckend, stechend
Causticum Hahnemanni	D 6	14,5 g	Warzen, entzündet
Clematis recta	D 2	12,5 g	lymphatische Stimulierung
Fumaria off. spag. Peka	Ø	13,0 g	Blutreinigung, Hauteffloreszenzen
Glechoma hederacea spag. Peka	Ø	11,0 g	Stoffwechselanregung, Ausleitung
Stibium sulfuratum nigrum (Antimonium crudum)	D 9	11,5 g	Fingerwarzen, Stoffwechsel
Taraxacum officinale spag. Peka	Ø	11,0 g	Leber- und Nierenfunktionsanregung

Indikationen

Warzen, chronische Hautstörungen, Kondylome

Pharmazentralnummer (PZN)

VERINTEX innerlich 50 ml	03 822 369
Kombipackung bestehend aus VER-EX 20 ml und VERINTEX 50 ml	03 822 375

VER-EX Tropfen äußerlich → Siehe Seite 89

VESTABIL spag. Peka Tropfen

Wirkstoffe

In 100 g sind enthalten:			Wirkprinzipien
Melilotus off. spag. Peka	D 12	13,0 g	Thromboseprophylaxe
Collinsonia canadensis	D 3	12,5 g	Pfortaderstau, Kopfschmerzen
Aesculus hippocastanum	Ø	5,5 g	antientzündlich, antiödematös
Cuprum aceticum	D 4	15,0 g	Wadenkrämpfe, O²-Mangel
Lachesis mutus	D 6	17,5 g	Sepsis, Gefäßregulation
Clematis recta	D 12	5,5 g	heraustretende Varizen
Nicotiana tabacum (Tabacum)	D 6	16,5 g	Gefäßerkrankungen, Claudicatio
Sulfur	D 7	14,5 g	venöser Stau, Autoxine

Indikationen

Venenleiden, venöse Stase, variköser Symptomenkomplex

Pharmazentralnummer (PZN)

50 ml	02 767 160
100 ml	02 768 550

VULPUR spag. Peka N Tropfen

Wirkstoffe

In 100 g sind enthalten:			Wirkprinzipien
Calendula off.	D 8	13,0 g	Granulation, Extraktionszahn-schmerzen
Kreosotum	D 6	5,0 g	Zellgewebsentzündung, Zahnschmerz, Neuralgien
Achillea millefolium (Millefolium)	D 8	20,0 g	Blutungen, Entzündungen, Schmerz
Argentum nitricum	D 6	7,0 g	Bakterizidie, Kopfschmerz umfassend
Armoracia rusticana	D 4	7,0 g	Schleimhautentzündungen
Cinnamomum verum	D 12	4,0 g	Blutstillung, Desinfektion
Capsella bursa pastoris spag. Peka (Thlaspi bursa pastoris)	D 4	3,0 g	Blutstillung, adstringierend
Salvia off.	D 8	41,0 g	antiseptisch, adstringierend, Kieferschmerz

Indikationen

Aphthen, Extraktionswunden, Gingivitis, Mundsoor, Parodontitis, Stomatitis, Stomatitis aph-thosa, Zahnfleischblutungen, Läsionen (Mundschleimhaut), Nasenbluten (Tamponade)

Pharmazentralnummer (PZN)

50 ml   03 796 376

ZELLORAN spag. Peka Salbe

Wirkstoffe

In 100 g sind enthalten:			Wirkprinzipien
Ledum palustre	D 3	3,5 g	harnsaure Ablagerungen
Toxicodendron quercifolium (Rhus toxicodendron)	D 8	4,5 g	Wärmetönung-, Reizungen
Sulfur	D 15	3,5 g	Stagnation der Säfte
Aesculus hippocastanum	D 4	5,0 g	Kapillaren fragil und permeabel
Arnica montana spag. Peka	D 8	3,5 g	kapillare Stasen
Betula pendulae e foliae	D 8	5,5 g	Hyperurikämie, diuretisch
Hedera helix spag. Peka	D 6	5,0 g	Stoffwechselanregung, Jod
Melilotus off. spag. Peka	D 4	5,5 g	venöse Stasen

Indikationen

Zellulite, Bindegewebsentschlackung, Zellregeneration

Pharmazentralnummer (PZN)

100 g	02 723 180

2.1   Was ist ein Komplexmittel?

Ein Komplexmittel ist mehr als die Summe seiner Einzelstoffe. Ein Komplexmittel ist eine Komposition, eine einzigartige Zusammenfügung unterschiedlicher Stoffe, die im Zusammenspiel ein neues, unvergleichbares Wirkprofil entfalten. Komplexmittel berücksichtigen mehrere, teilweise auch ganz unterschiedliche Aspekte einer Symptomatik. Es entsteht ein Arzneimittel, das auf die unterschiedlichen Facetten einer Erkrankung einwirken kann. Komplexmittel können indikationsbezogen eingesetzt werden. Dies ermöglicht dem Praktiker einen schnellen Einstieg in die Therapie, ohne Einzelstoffkenntnisse vorauszusetzen. Sie eignen sich sowohl für die Behandlung akuter als auch chronischer Erkrankungen.

2.2   Medizinischer Alkohol in Arzneimitteln

Speziell bei dieser Betrachtung müssen wir streng zwischen dem in kleiner Dosis verabfolgten Gebrauch von medizinischem Alkohol und dem Missbrauch von Alkohol unterscheiden. Es hat sich bei vielen Menschen etwas unkritisch eingebürgert, dass bereits das Wort Alkohol an sich etwas Schlimmes ist und alles, was damit in Verbindung steht, eine ablehnende Haltung hervorruft. Da Wasser allein nicht in der Lage ist, alle Wirkprinzipien aus pflanzlichem Material aufzunehmen, ist der in der Medizin verwendete Alkohol ein unverzichtbares Lösungsmittel für diese Stoffe.

Bei der Diskussion über den Einsatz von medizinischem Alkohol in Arzneimitteln können u.a. folgende Fakten angeführt werden:

1.   Der Alkoholabbau verläuft bei Kindern zwei bis drei Mal so schnell wie bei Erwachsenen. Je Kilogramm Körpergewicht baut ein Kind 0,2 bis 0,3 Gramm Alkohol pro Stunde ab, ein Erwachsener 0,09 bis 0,13 Gramm.

2.   Die durchschnittliche Einzeldosis bei PEKANA-Heilmitteln enthält für Kinder 0,04 bis 0,08 g Alkohol, für Erwachsene 0,08 bis 0,16 g Alkohol. Daraus folgt, dass die durchschnittliche Einzeldosis in sehr kurzer Zeit abgebaut wird. Nach kurzer Zeit ist kein erhöhter Alkoholgehalt mehr in der Muttermilch nachweisbar.

3. Bei stillenden Müttern gelangen etwa 90 % des aufgenommenen Alkohols in die Milch. Davon nimmt der Säugling ungefähr ein Viertel pro Mahlzeit auf. Dies jedoch nur dann, wenn unmittelbar nach der Einnahme der Arznei gestillt wird. Nach längstens 5 Minuten ist kein erhöhter Alkoholgehalt mehr in der Muttermilch nachweisbar.

4. In der Schwangerschaft werden dem Ungeborenen durch die Abbaumechanismen der Mutter ebenfalls nur verschwindend geringe Mengen Alkohol zugeführt, die deutlich unter dem ständig vorhandenen Blutalkoholgehalt liegen.

    Einige Beispiele, die dies verdeutlichen:

Produkt	Alkoholgehalt	Tropfenanzahl eines PEKANA-Arzneimittels
Bier (0,33 l)	10–12,0 g	ca. 2.200
Kefir (0,5 l)	ca. 5,0 g	ca. 1.100
Apfelsaft (0,2 l)	0,6 g	ca. 140
Mischbrot (Scheibe, 50 g)	0,2 g	ca. 50

5. Alkohol besitzt eine bakterizide Wirkung.

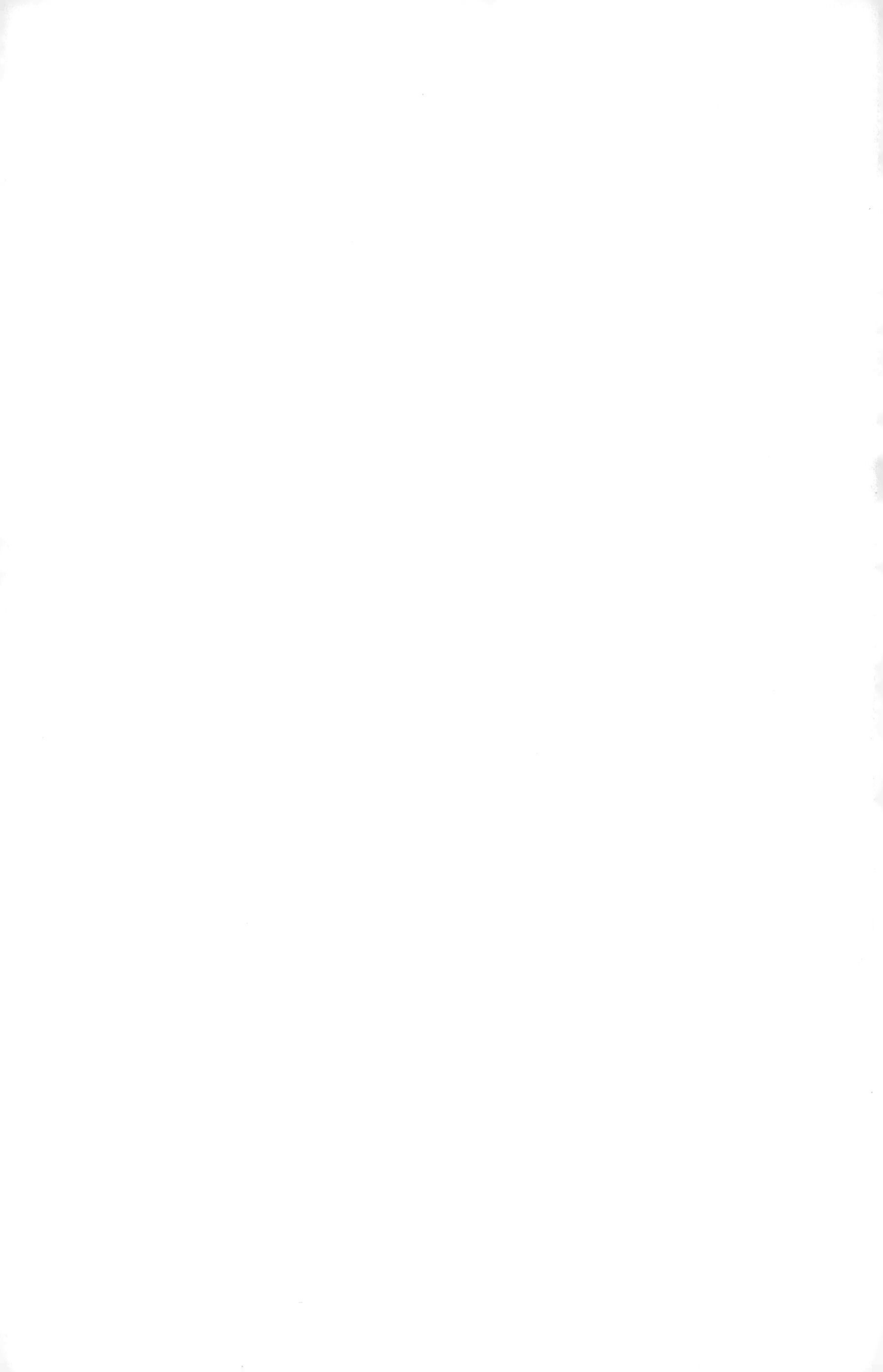

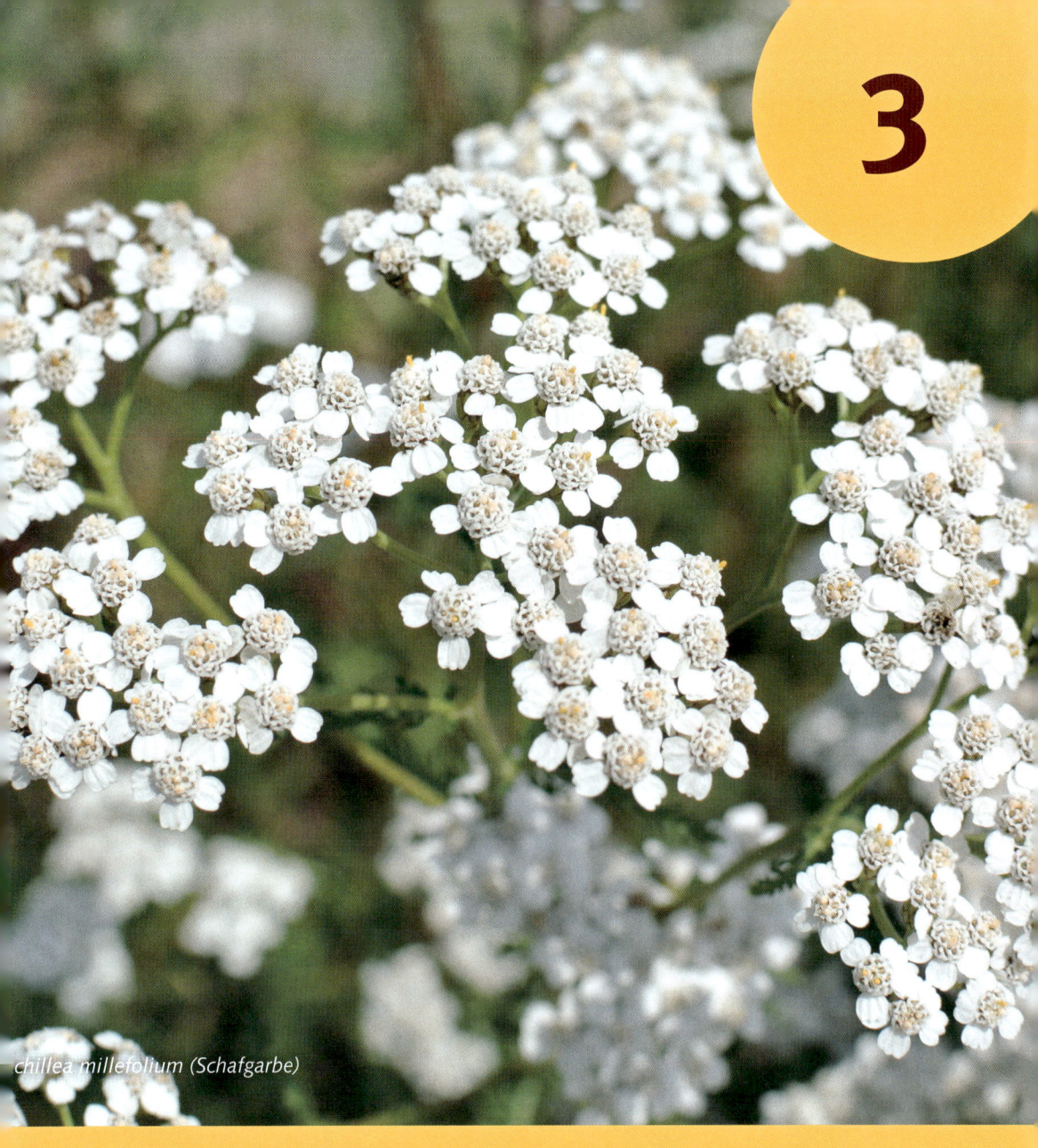

chillea millefolium (Schafgarbe)

Therapiegrundlagen

3.   Therapiegrundlagen

3.1   Homöodynamik: Balance des gesunden Körpersystems

Unser Körper mit seinen Funktionen ist ein offenes Fließsystem, das in einer gesunden Dynamik seiner Abläufe steht. Wenn einer der Regelkreise nicht im Gleichgewicht ist, dann ist diese Balance gestört und das System gerät aus der Ordnung. In früheren Jahren wurde immer von der Homöostase als dem Zustand des physiologischen Gleichgewichts gesprochen. Die bekannten Physiologen Bernard und Bertalanffy prägten den Begriff, der das Gleichgewicht eines offenen, dynamischen Systems beschreibt. Spätestens durch die Errungenschaften der modernen Physik sehen wir Lebensprozesse wesentlich differenzierter, sozusagen als ständiges Fließen in geregelten Systemen. Lebensprozesse fordern daher eine Dynamik, die dem Atmungsprozess des Planeten im Kosmos entspricht. Alle Lebensfunktionen folgen einem Rhythmus von Aktivität und Passivität, der am leichtesten am Bild der Atmung verstanden wird. Jedem Einatmen folgt eine kurze, kaum spürbare Pause. Erst dann folgt das Ausatmen. So entsteht dann auch das Verständnis für die dynamischen Prozesse bei der Herstellung der Arznei bis hin zur Verabreichung der Arznei, welche bestenfalls auch rhythmisch erfolgt.

Wenn wir uns mit dem menschlichen Wesen beschäftigen, dann erkennen wir ein vielschichtiges System – bestehend aus dem Körper, der Seele und dem Geist. Genauer erkennen wir einen physischen Körper, einen elektrischen Körper, einen mentalen Körper, einen intuitiven Körper und einen Seelenkörper. Alle Bereiche sind in uns zusammengefügt und wir schwingen als Energiesystem, in welchen alle Aspekte repräsentiert sind.

In den traditionellen Heilsystemen aller Kulturen ist dieses Wissen verankert. So gehören Sin-neswahrnehmungen und Aktionen zum physischen Körper, emotionales Empfinden, Ge-stimmtheit zum elektrischen oder emotionalen Körper, Glaubenssätze, Denkmuster und Ein-stellungen zum mentalen Körper, Symbole, Träume und mediale Zustände zum intuitiven Körper und unsere Spiritualität wird durch den Seelenkörper ausgedrückt. Unser Körper ist vergleichbar mit einem kybernetischen Modell, in welchem eine gesunde Regulation alle physiologischen Abläufe in Gang hält. Verschiedene Faktoren können diese Regulation stören, blockieren und diese betreffen den Menschen in seinen unterschiedlichen Ebenen.

Um eine sinnvolle Regulationsmaßnahme einzuleiten, ist es also wichtig, die Ebene, auf welcher die Störung entstanden ist, zu kennen, um ihr auch dort therapeutisch zu begegnen.

Mit den spagyrischen Arzneimittel N werden Therapeuten in die Lage versetzt, dem System auf allen Ebenen des Körper-Seele-Geist-Systems regulierend zu helfen, da im Heilmittel selbst ebenfalls alle Ebenen repräsentiert sind.

3.1.1 Darmsanierung

Die Darmsanierung gehört wie die Entgiftung zu den Basistherapien in der Naturheilkunde. Schon Sokrates stellte fest: „Der Tod sitzt im Darm". Man kann es auch positiver formulieren: „Die Gesundheit sitzt im Darm".

Nach der Geburt besiedeln Keime der natürlichen Flora unseren Verdauungstrakt. Diese Flora überzieht die Mund-, Magen- und die Darmschleimhaut, produziert für uns wichtige Stoffe, verhindert ein Andocken feindlicher Erreger und unterstützt die Verdauungsvorgänge. Das Immunsystem des Darms ist der größte und wesentlichste Teil der Körperabwehr.

Durch unsere moderne Lebensweise kommt es zu Fehlbesiedelungen des Darms zum Beispiel mit Pilzen, Bakterien, Parasiten. Diese Fehlbesiedelungen haben weitreichende Auswirkungen auf den Gesundheitszustand. Pathologische Erreger im Darm können zum Beispiel die Histaminkonzentration erhöhen, welche wiederum zu Allergien und Entzündungen führen kann, Parasiten erhöhen das IgE, ebenfalls ein Indikator auch für Allergien, und belasten uns mit ihren Ausscheidungen.

Bevor wir eine wirkungsvolle Darmsanierung beginnen, müssen wir wissen, wer unser Gegner ist: Daher ist eine aussagekräftige Stuhluntersuchung in Speziallaboren unerlässlich. Basierend auf dem Laborergebnis wird dann eine Darmsanierung durchgeführt. Meist finden sich in den Erläuterungen zum Laborergebnis auch Hinweise zur Therapie.

Mithilfe der Spagyrik lässt sich eine Darmsanierung wunderbar unterstützen. Hinzu kommt die nötige mikrobiologische Terrainsanierung des Darmes, der unser größtes Ableitungsorgan ist. Eine solche Maßnahme kann individuell variiert werden, wenn im Einzelfall auch andere Organsysteme mit in den Prozess einbezogen werden sollen.

ASTO spag. Peka Tropfen	unterstützend bei Magenbeschwerden und Helicobacter-Befall
ENTREGIN spag. Peka Tropfen	bei akuten, chronischen und chronisch rezidivierenden Diarrhoen.
OPSONAT spag. Peka Mischung	bei allen Formen von Entzündungen. Als Basismittel bei Colitis zusammen mit ENTREGIN
DEFAETON spag. Peka N Tropfen	bei Obstipation. Fördert die Ausscheidung des Darms ohne ihn zu belasten. Enthält keine abführenden und somit darmreizenden Bestandteile.
MUCAN spag. Peka Tropfen	unterstützend bei allen Pilzinfektionen. Hat eine systemische Wirkung und optimiert das Milieu.
INFRAGIL spag. Peka N Tropfen	unterstützend bei allen bakteriellen Fehlbesiedelungen und Basismittel bei Helicobacter-Befall
AILGENO spag. Peka Tropfen	NACH der Darmsanierung vor allem bei Nahrungsmittelallergien. Milzmittel – erhöht die Toleranz gegenüber natürlichen Nahrungsmitteln

3.1.2   Entgiften und Ausleiten

Sinnvolle Regulationsmedizin erfordert, dass uns das System auch antworten kann und die Impulse tatsächlich physiologisch und psychoemotional beantwortet werden können. Wenn ein System aus dem Gleichgewicht geraten ist und seine Abläufe blockiert sind, dann erfolgt keine regulative Antwort und unsere Impulse werden nicht beantwortet.

Um das System wieder regulationsfähig zu machen ist zumeist eine sinnvolle Basisentgiftung erforderlich, die alle Schleusen öffnet, damit das Fließgleichgewicht wieder erwacht. Das bedeutet, dass alle Wege der Entgiftung geöffnet werden müssen.

Abläufe im Körper

Ein gesunder Körper ist in der Lage, Stoffwechselschlacken und von außen zugeführte Giftstoffe auszuscheiden. Hierzu stehen ihm verschiedene Wege zur Verfügung:
Das bekannteste und bedeutendste Entgiftungsorgan ist unsere Leber. Mit Hilfe von Enzymen baut sie Schadstoffe ab, und leitet sie entweder über die Galleflüssigkeit in den Darm aus, oder

sendet sie via Blutweg zum Beispiel an die Niere oder die Haut. Die Niere wiederum scheidet diese Stoffe zusammen mit anderen wasserlöslichen Abbauprodukten über den Harn aus. Unterstützt werden diese beiden Ausleitungsorgane durch die Haut, die Lunge, den Darm und die Lymphe. Die Haut besitzt die gleichen Entgiftungsenzyme wie die Leber – wenn auch in geringerer Konzentration – und ist in der Lage, die Leber zu unterstützen. Desweiteren scheidet sie fettlösliche Abbauprodukte über die Talgdrüsen und wasserlösliche Abbauprodukte über die Schweißdrüsen aus. Die Lunge übernimmt die Ausscheidung der gasförmigen Stoffe, und der Darm scheidet schleimlösliche Stoffe aus. Die Lymphe ist der Transporteur der auszuscheidenden Stoffe.

Dieses harmonische Zusammenspiel der Ausscheidungsorgane ist von einer ausreichenden Flüssigkeitszufuhr abhängig. Ohne Wasser ist keine Entgiftung möglich. Es ist daher unabdingbar, dass der Patient ausreichend stilles Wasser trinkt (Faustregel: 30 ml pro kg Körpergewicht).

Praktische Durchführung

Bei der Durchführung einer Entgiftung besteht die Möglichkeit, sich an den Mondphasen zu orientieren. Der schonende Einstieg in die Ausleitungstherapie beginnt eine Woche vor der eigentlichen Entgiftungskur. Der Zeitpunkt fällt dann in die Phase des zunehmenden Mondes und ist deshalb ideal für die Stärkung der Hauptausscheidungsorgane.

Den optimalen Zeitpunkt für den Beginn der Entgiftung stellt der Vollmond dar. Mit seinem Eintritt beginnt die Zeit des abnehmenden Mondes. Nach den Erkenntnissen der Ganzheitsmedizin ist der Körper in der abnehmenden Phase des Mondes in seinen Funktionen ideal darauf eingestellt, Überflüssiges abzugeben.

Auf diese Weise werden natürliche, physiologische Körperabläufe zur Unterstützung des Therapieerfolges genutzt.

Mögliche Indikationen für eine Ausleitungskur können u.a. sein:
*   Allergien
*   Erkrankungen der Haut
*   Chronische Erkrankungen, chronische Schmerzen
*   Amalgamsanierung
*   Einnahme von Antibiotika, Chemotherapeutika, Cortison...

Schema der homöopathisch-spagyrischen Basisentgiftung

Basisentgiftung				
Datum	HECHOCUR spag. Peka N 3-mal täglich 20 Tropfen	RELIX spag. Peka 3-mal täglich 2o Tropfen	TO-EX spag. Peka N 3-mal täglich 20 Tropfen	ITIRES spag. Peka N 3-mal täglich 20 Tropfen
zunehm. Mond	•	•		
2. Tag	•	•		
3. Tag	•	•		
4. Tag	•	•		
5. Tag	•	•		
6. Tag	•	•		
7. Tag	•	•		
Vollmond	•	•	•	•
9. Tag	•	•	•	•
10. Tag	•	•	•	•
11. Tag	•	•	•	•
12. Tag	•	•	•	•
13. Tag	•	•	•	•
14. Tag	•	•	•	•
15. Tag	•	•	•	•
16. Tag	•	•	•	•
17. Tag	•	•	•	•
18. Tag	•	•	•	•
19. Tag	•	•	•	•
20. Tag	•	•	•	•
21. Tag	•	•	•	•
22. Tag	•	•	•	•
Neumond	•	•	•	•
24. Tag	•	•	•	•
25. Tag	•	•	•	•
26. Tag	•	•	•	•
27. Tag	•	•	•	•
28. Tag	•	•	•	•
29. Tag	•	•	•	•
30. Tag	•	•	•	•
31. Tag	•	•	•	•
32. Tag	•	•	•	•
33. Tag	•	•	•	•
34. Tag	•	•	•	•
Vollmond	•	•	•	•

Hinweise aus der Praxis:

- Eine Basisentgiftung sollte sich möglichst über einen Zeitraum von ca. 4 bis 6 Wochen erstrecken.
- Grundsätzliche Hinweise für die Vorbereitung einer Entgiftungskur:
  - Die Zufuhr belastender Stoffe (z. B. Alkohol, Nikotin, Chemikalien…) einschränken und wenn möglich ganz vermeiden.
  - Ausreichend Wasser trinken
  - Für eine gesunde Ernährung sorgen
  - Eine Darmsanierung durchführen

  Damit verhindert man in der Regel auch Erstverschlimmerungsreaktionen.
- Erstverschlimmerungen, die bei Entgiftungen auftreten können, basieren in der Regel auf Wassermangel.
- Vor allem bei Hautkrankheiten sollte niemals zu Beginn der Therapie eine Entgiftung empfohlen werden. Wie oben beschrieben ist die Haut ganz wesentlich am Entgiftungsvorgang beteiligt. Sie würde demnach mit einer massiven Verschlimmerung des Krankheitsbildes reagieren.
- In der Geriatrie sind Ausleitungsbehandlungen mit homöopathisch-spagyrischen Arzneimitteln sehr erfolgreich. Wir haben hier nicht das Problem von Symptomverschiebungen oder Erstverschlimmerungen, die wir regelmäßig aus der Homöopathie kennen. Durch Spagyrika kommt es zu einem Energieausgleich auf hohem Niveau, so dass auch energiegeschwächte Organismen gut reagieren, bei praktisch keinen Nebenwirkungen.
- Unterstützende, meist manuelle Therapien wie z. B. Reflexzonenmassagen, Akupunktmassagen, Lymphdrainage können zum Erfolg einer Entgiftungs- und Ausleitungstherapie beitragen.
- Nachbehandlung: Bei starken Übergiftungen kann die Durchführung einer Entgiftungs- und Ausleitungstherapie gelegentlich schwächend wirken. In den Fällen hat sich die Stärkung der Milzfunktion und des Immunsystems bewährt (siehe AILGENO spag. Peka Tropfen und JUVE-CAL spag. Peka Tropfen).

3.1.3   Orale Eigenbluttherapie mit homöopathisch-spagyrischen Arzneimitteln

Blut – individueller Informationsspeicher unseres Lebens

Blut ist nach unseren Erkenntnissen in der Anwendung dieser zur Erfahrungsheilkunde gehörenden Heilverfahren der individuelle Informationsspeicher unseres Lebens. Es stellt gleichsam ein Tagebuch all unserer Erfahrungen dar, in dem die Spuren aller Konflikte aus durchgemachten Krankheiten und immunologischen Auseinandersetzungen engrammiert sind. Auch die Fehlinterpretationen unserer Immunregulationen, wie überschießende Antikörperbildungen im Falle von Allergien und selbstzerstörerische Fehlsteuerungen, wie bei autoaggressiven Erkrankungen, sind demnach im Informationsspeicher unseres Blutes als Dauerprogrammierung präsent. Selbst alle Resttoxine aus bisher durchgemachten Infektionskrankheiten und die Summe aller Schadstoffbelastungen kreisen mit dem Blutstrom durch unseren Organismus. So tragen wir das ganze Panorama unserer krankmachenden Ursachen wie einen bildhaften Steckbrief in uns.

Die Eigenbluttherapie

Dr. Samuel Hahnemann wies seine Schüler auf die effizienteste Form einer Heilung hin mit den Worten: „Die eleganteste Art und Weise, eine Krankheit zu heilen, ist es, die erste Ursache wegzunehmen." Die sicherste Heilwerdung setzt somit also an der Verursachung an. Unser Blut ist das unbestechlichste Abbild unserer Vergangenheit, das unsere Krankheitsbiografie spiegelt. Aus dem geschlossenen Gefäßsystem entnommen, wird unser Blut zu einem Reizkörper, mit dem sich unser Immunsystem mit seinem bewertungsfähigen Gedächtnis (z. B. des gesamten Antikörperpools) und seinen eingeschliffenen Konditionierungen (Antigen-Antikörper-Reaktionen) neu auseinandersetzen muss, um Korrekturen und neue Abwehrstrategien zu entwickeln. Somit stellt jede Eigenbluttherapie nach unseren Erkenntnissen aus der Anwendung der Methoden eine spezifische Reizkörpertherapie dar, die eine Immunantwort aufruft. Das Gleiche gilt auch für die Therapie mit dem eigenen Urin, der ja ein Ultrafiltrat des Blutes ist.

Der Heilansatz der Eigenbluttherapie

Ein besonderer Heilansatz liegt darin, das eigene Blut zu homöopathisieren. Hierbei wird das Umkehrgesetz der Homöopathie angewandt, bei dem durch stufenweise Verdünnung und anschließender Potenzierung nach Hahnemann aus dem „Gift", also in diesem Falle dem Blut mit seinen krankhaften Anhaftungen, ein Heilmittel geschaffen wird.

Der Informatiosreichtum des eigenen Blutes wird mit dem Ziel genutzt, eine Wiedervorstellung des Erstkonfliktes in verfeinerter Form (Homöopathisierung) zu ermöglichen. Zusätzlich, und das macht diese Therapie so elegant, setzen wir auf die Umkehrwirkung durch die Homöopathisierung, um den ursprünglich *krankmachenden Impuls in einen heilbringenden Anstoß zu wandeln.*

Applikationsarten der Eigenbluttherapie

Die potenzierte Eigenbluttherapie kann parenteral oder peroral durchgeführt werden. Bei der peroralen Form der potenzierten Eigenblutmethode können als Verschüttelungsmedium, Konservator und zugleich Informationsträger 30%iges Ethanol verwendet werden oder aber ethanolhaltige homöopathische oder spagyrische Heilmittel.

Die einfachste perorale Eigenblutbehandlung, die vor allem bei Kindern eingesetzt wird, ist von der Kinderärztin Hedwig Imhäuser 1975 veröffentlicht worden.

Eigenbluttherapie mit homöopathisch-spagyrischen Arzneimitteln

Im Verlauf vieler Jahre, in denen Erfahrungen mit verschiedenen Eigenblutverfahren gesammelt werden konnten, entstand die Überlegung, ob man als Informationsträger statt reinem neutralen Ethanol, der natürlich auch als Konservator unentbehrlich ist, einen ethanolhaltigen Träger aus Heilmitteln nützen könnte, der die Information des Blutes vermittelt und zugleich die selbstregulativen Heilimpulse verstärkt durch Arzneieffekte, die die gleiche therapeutische Zielrichtung haben. So entstand eine völlig neue Form der spagyrischen Therapie, die bereichert ist durch die individuelle Information einer Krankheitsbiografie, deren Heilansätze in dem potenzierten Eigenblut fokussiert mitgetragen werden.

Homöopathisch-spagyrische Arzneimittel stehen nach diesem der Homöopathie zugehörigen Therapieverfahren aufgrund ihrer spezifischen Herstellung für einen dreifachen Wirkungsansatz.

Sie enthalten sowohl die Information, also die einmalige geistige Idee, die eine Heilpflanze werden ließ (Geistprinzip). Gleichzeitig sind die Wirkstoffe in ihrer vollen ursprünglichen Variationsvielfalt erhalten, denn es werden keine einzelnen Wirkstoffkomponenten extrahiert (Stoffprinzip). Um zwischen dem geistigen und stofflichen Aspekt zu vermitteln, bedarf es eines dritten Elementes, das eine Doppelnatur trägt, es ist das Wesen und die Lebensenergie (Seelenprinzip).

Aus dieser Sicht sind sie ganzheitliche Arzneien in des Wortes voller Bedeutung. Sie stellen homöopathisch-spagyrische Komplexmittel dar aus Heilpflanzen, Mineralstoffen und Metallen. So sollen sie die selbstregulativen Heilfähigkeiten der kranken Wesenheit auf der geistigen, seelischen und körperlichen Ebene anstoßen. Da ja das Blut der Informationsträger unserer ganzen Wesenheit ist, liegt es nahe, die beiden ganzheitlichen Heilimpulse zu einer konstruktiven Interferenz zu führen, um die individuellen Konstitutionen, Dispositionen und Pathogenesen zu erfassen.

Praktische Handhabung

Wie wird es gemacht?

Man wählt das homöopathisch-spagyrische Arzneimittel aus, das für die gegebene klinische Situation oder die Krankheitsphase am besten geeignet erscheint. Man kann also prinzipiell jedes PEKANA Präparat für diese Kombinationstherapie gebrauchen. In Anlehnung an unsere Erfahrungen mit der Imhäuser-Methode haben wir für unsere Beobachtungen speziell zwei Präparate geprüft.

ITIRES spag. Peka Tropfen waren gleichsam die Stammlösung, die wir bei allen Situationen nutzten, in denen wir immunstimulativ wirken wollten und RICURA spag. Peka Tropfen erschienen uns als besonders geeignet, um bei allergischen, also hyperergischen Situationen Erfolg zu haben.

Wenn wir uns die einzelnen Bestandteile von ITIRES mit ihrem Wirkungsspektrum anschauen, dann ist dieses Präparat bei allen lymphatischen Diathesen, skrofulösen und chronisch exsudativen Krankheitsreaktionen angezeigt, die Ausdruck von mangelnder Regulationsfähigkeit sind, vor allem auch im immunologischen Bereich:

- Calcium jodatum, Cistus canadensis, Conium maculatum, Juglans regia spag. Peka, Barium carbonicum, Scrofularia nodosa, Echinacea spag. Peka und Galium aparine.

Schauen wir uns die Zusammensetzung des Komplexes RICURA an, dann ergänzen sich die Einzelmittel im therapeutischen Gesamteffekt: Wir finden als Indikationen eher entzündliche und hyperergische Krankheitstendenzen, vor allem im Bereich der Atemwege:

- Luffa operculata, Kreosotum, Cinnabaris, Echinacea spag. Peka, Capsicum annuum, Plantago major spag. Peka, Sanicula europaea. Thuja occid.

Im ersten Fall, also am Beispiel von ITIRES, wählten wir die Potenzreihe in der aufsteigenden Methode.

Dosierung

Da bei diesem arzneilichen Komplex aus homöopathisch-spagyrischen Heilmitteln und Eigenblut der Informationsträger selbst ein Heilmittel darstellt, das mit Hilfe des Blutes einen fokussierten individuellen Heilimpuls setzen soll, nicht aber einen größeren Arzneireiz, können wir die Dosierung abwandeln, die wir normalerweise bei der Verabreichung reiner Pekanapräparate empfehlen.

Dosierung bei Anwendung von ITIRES

Wir beginnen bei der C5 und geben täglich 2 x 5 Tropfen 1 Woche lang, in der nachfolgenden Woche gehen wir eine Stufe höher und geben von der C6 2 x täglich 5 Tropfen. Von Woche zu Woche steigern wir um 1 Potenzstufe bis wir die C12 erreicht und eingenommen haben.

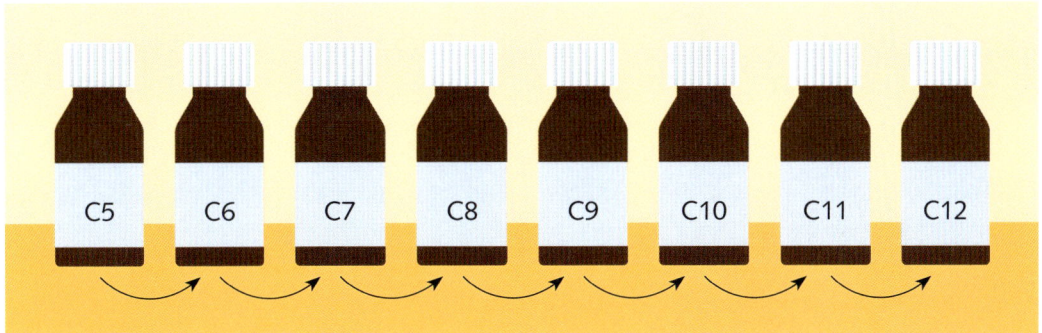

Dosierung bei Anwendung von RICURA

Im zweiten Fall, also am Beispiel von RICURA wollen wir im Sinne einer Desensibilisierung überschießende immunologische Situationen ausgleichen. Dazu beginnen wir mit der Potenz-höhe C12, geben nur 3 x wöchentlich morgens 1 x 5 Tropfen eine Wochen lang, wechseln für die zweite Woche auf die C11 Potenz und steigen wöchentlich um eine Potenzstufe abwärts bis einschließlich der C5. Sollte nach diesem Durchgang die allergische Diathese noch nicht befriedigend abgeklungen sein, können wir die gesamte Prozedur nach 4 Wochen Pause noch einmal wiederholen.

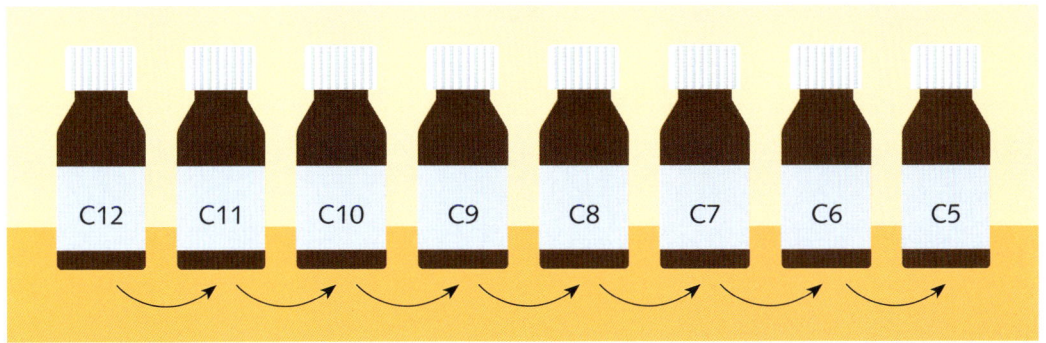

Bei stark hypererger Ausgangslage kann während der Einnahmezeit eine leichte Verschlimmerung eintreten. In diesem Fall unterbricht man die Einnahme, geht 2 Stufen zurück und
startet die Kur von dort aus erneut.

Herstellung
Die Herstellung erfolgt als Rezeptur-Arzneimittel über eine Apotheke, die die vom Therapeu-
ten entnommene Blutprobe nach dem HAB zu einer Potenzreihe fertigt und diese an den
Patienten abgibt.

Der Therapeut fordert bei der Firma PEKANA „Autologe-Therapie-Kits" an. Ein Kit enthält:
- Monovette 1,4 ml mit Natriumcitrat
- Schutzhülle mit Saugeinlage
- Schutzbeutel für freigestellte med. Proben
- Etikett „freigestellte medizinische Probe"
- Bestellschein für die Apotheke

Die mit Blut gefüllte Monovette wird als freigestellte medizinische Probe an die beauftragte
Apotheke geschickt. Die Apotheke fertigt die Potenzreihe nach den Vorgaben des HAB und
sendet diese mit der Dosierungsanleitung an den Patienten.

Praktische Empfehlungen
Wir empfehlen, die Dosierungsanleitung schriftlich zu dokumentieren. Hier zwei Beispiele:
- Im ersten Fall Immunologische Aufbautherapie mit ITIRES
- Im zweiten Fall Desensibilisierung mit RICURA

Einnahmeempfehlung: Immunologische Aufbautherapie mit ITIRES
1. Woche: 2 x 5 Tropfen täglich der Potenzstufe C5
2. Woche: 2 x 5 Tropfen täglich der Potenzstufe C6
3. Woche: 2 x 5 Tropfen täglich der Potenzstufe C7
Fortführung mit wöchentlichen Wechsel auf die nächst höhere Potenzstufe bis einschließlich
zur Potenzstufe C12.

Einnahmeempfehlung: Desensibilisierung mit RICURA

1. Woche: an drei Tagen morgens nüchtern 5 Tropfen der Potenz C12

2. Woche: an drei Tagen morgens nüchtern 5 Tropfen der Potenz C11

3. Woche: an drei Tagen morgens nüchtern 5 Tropfen der Potenz C10

Fortführung mit wöchentlichem Wechsel auf die nächst niedrigere Potenz bis einschließlich der Potenz C5.

Praxistipp

Wir empfehlen, am Ende des Einnahmezyklus' einen direkten Kontakt mit dem Therapeuten, damit das Ergebnis geprüft und eventuell Wiederholungen eingeleitet werden können. Die Präparationen enthalten genügend Heilmittelinhalt, dass zwei Zyklen mit einer Potenzreihe durchgeführt werden können. Es erscheint auch deshalb sinnvoll, weil ja hier nicht nur der Anreiz aus dem potenzierten Blut gegeben wird, sondern auch die drei Aspekte: Arzneiinformation, Wesenskraft und Wirkstoff aus dem ganzheitlichen homöopathisch-spagyrischen Arzneimittel einen wichtigen Heilansatz liefern.

Allgemeine Hinweise

Die Ausgangssubstanzen sind apothekenpflichtig.

Ein Set besteht aus 12 Arzneiflaschen, die mit Eigenblut potenziert wurden. Es wird empfohlen, die Arzneiflaschen im Kühlschrank aufzubewahren.

Die Potenzstufen C1–C4 dienen der Herstellung und werden i.d.R. bei der oralen Eigenbluttherapie nicht berücksichtigt.

3.2 Spagyrik und andere Heilmethoden

Die Spagyrik besitzt eine ausgleichende Wirkung auf die Organe und Organsysteme. Dies unterscheidet sie im Wesentlichen von den konventionellen und naturheilkundlichen Methoden, welche in der Regel eine Entzündung (zu viel Energie) oder eine Degeneration/Insuffizienz behandeln (zu wenig Energie). Die Spagyrik in ihrer einzigartigen Herstellungsweise hat die Kraft, beide Pole auszugleichen und ist daher bei jeder Störung des betreffenden Organs wirkungsvoll. Spagyrik ist darüber hinaus sehr gut mit anderen Therapiemethoden kombinierbar, da sie keiner Heilweise entgegenarbeitet, sondern diese immer unterstützt.

3.3   Astromedizinische Aspekte

Schon die vorchristlichen Kulturen kannten den Lauf der Planeten und ihre Auswirkungen auf das Leben auf der Erde. Sie teilten alle Pflanzen und Lebewesen, wie auch die Organe und deren Krankheiten in planetare Archetypen (Urtypen) ein. Diese Archetypen entsprechen den Qualitäten und Einflüssen, die von den einzelnen Planeten ausgehen. Dieses alte Wissen der sogenannten Astromedizin hatte ihren Höhepunkt im Mittelalter, wo sich auch Größen wie Paracelsus intensiv damit auseinandergesetzt, und die Wirkung der Planetenkräfte in den Pflanzen und im Körper niedergeschrieben haben.

Zu dieser Zeit entstand auch die Spagyrik. Es steht außer Zweifel, dass bei der Wahl der Pflanzen, der Erntezeit, dem Verarbeiten und der Herstellung von spagyrischen Urtinkturen auch astromedizinische Aspekte berücksichtigt wurden. Auch die spagyrischen Arzneimittel lassen sich bestimmten Planeten zuordnen. Es können auch mehrere Planetenkräfte in einem Mittel vertreten sein.

Die homöopathisch-spagyrischen Komplexe von PEKANA haben den Vorteil, dass sie durch eine Komposition von meist acht spagyrischen und homöopathischen Mitteln, welche sich gegenseitig hervorragend ergänzen und zusammenwirken, Organe und Organsysteme wieder in Einklang bringen können. Sie schaffen den Ausgleich, egal ob es sich um entzündliche oder degenerative Erkrankungen handelt.

Und so kann bei der Wahl des entsprechenden Komplexes auch die Zugehörigkeit zu den einzelnen Planeten eine Hilfestellung sein.

Die Planetenkräfte im Menschen

Die Sonne

Die Sonne ist der zentrale Planet unseres Sonnensystems (im Körper: Herz). Sie erfreut den Menschen und sorgt im positiven Sinne für ein Licht-Werden der Seele. Ihre Wärme durchflutet die Natur und den Menschen (Körpertemperatur), verleiht uns Vitalität und schenkt uns Energie.

Organ: Herz
Seelisch-geistiger Bezug: Selbstbewusstsein, Erfolg, Charakterstärke

Der Mond

Genau genommen ist der Mond kein Planet, sondern unser Trabant, doch in der Deutung ist dies nicht von Belang. Der Mond spiegelt das Licht der Sonne (ist also passiv) und verändert sein sichtbares Äußeres in einem 28-tägigen Rhythmus – was sich im weiblichen Zyklus widerspiegelt. Auf der Erde sorgt er für die Gezeiten der Meere und hat daher im übertragenen Sinne auch eine Herrschaft über alle Körperflüssigkeiten und alle „weichen" Gewebe. Als Spiegel der Sonne ist er das Licht der Nacht und beeinflusst daher auch den Schlaf und die Träume.

Organe: Lymphe, Körperflüssigkeiten, Bindegewebe, Gehirn, Fruchtbarkeit, teils Haut
Seelisch-geistiger Bezug: Das Unbewusste, das Gedächtnis, Passivität, Fürsorglichkeit, Natürlichkeit

Der Merkur

Merkur ist der Sonne am nächsten. Er umkreist sie am schnellsten. Nur kurz vor Sonnenaufgang und kurz nach Sonnenuntergang ist er von der Erde aus zu sehen, und daher den Übergängen, der Dämmerung, dem Sonnenauf- und untergang, den Grenzen allgemein zugeordnet (zum Beispiel der Haut). Als Götterbote beherrscht er die Kommunikation (Kehlkopf, Lunge), hat Verhandlungsgeschick, ist ein guter Denker, intelligent und neugierig. Er ist der Herr der Redner wie der Lügner, der Händler wie der Diebe – und dabei immer neutral.

Organe: Atmungsorgane, Hormone, Neurotransmitter, Enzyme, Dünndarm
Seelisch-geistiger Bezug: Neugier, Intelligenz, Sprache, Wissen, Veränderung

Die Venus

Als Abend- oder Morgenstern strahlt die helle Venus am Nachthimmel. Schon ihr Name zeugt von ihrem Einfluss: Sie ist die Herrin der (emotionalen) Herzen der Menschen, liebt das Schöne (Blumen, Architektur, Kunst etc.), Musik (Mozart), und ist einem gewissen Luxus nicht abgeneigt. Ihre Schönheit verleiht ihr erotische Ausstrahlung und Partnerschaft (Niere – paariges Organ), Sexualität (Keimdrüsen und Haut) und Liebe sind ihr wichtig.

Organe: Niere, Haut, Drüsen, Venen
Seelisch-geistiger Bezug: Gefühle, Harmonie, Libido, Sensibilität

Der Mars

Der rote Planet (Eisen) des Krieges (Blut) und Kampfes (Entzündungen), der Abwehr und der Verteidigung (Immunsystem). Seine Vitalität, sein Mut und seine Aggression (in positiver wie negativer Hinsicht) verleihen ihm Durchsetzungskraft und körperliche Gesundheit.

Er ist der Herrscher über die Materie (Bauwerke, Maschinen, Autos) und sein praktischer Verstand hilft ihm bei der Lösung anstehender Probleme. Mars schafft Unbrauchbares fort (Entgiftung), reinigt und säubert (den Körper). Seine Impulsivität lässt gerne die Galle übergehen.

Organe: Galle, Blut, Muskeln, Immunsystem, Arterien
Seelisch-geistiger Bezug: Aktivität, Mut, Logik, Durchsetzungskraft, Konfliktbewältigung

Der Jupiter

Der gerechte, weise Herrscher. Jupiter ist der König unter den Planeten, ist großzügig, fair, zeigt Verantwortung – und ist reich. Seinen Reichtum verteilt er großzügig und genießt ihn sehr intensiv: vor allem kulinarisch (Fettstoffwechsel) und alkoholisch (Leber). Seine Bewegungsfreude hält sich in Grenzen, und so leiden seine Gelenke.

Organe: Leber, Bindegewebe
Seelisch-geistiger Bezug: Vernunft, Gerechtigkeitssinn, Umsicht, Verantwortung

Der Saturn

Der Grenzplanet des „alten" Sonnensystems. Saturn als Hüter der Schwelle (Leben und Sterben) und der Grenzen (Haut) liebt die Struktur, die Disziplin, die Klarheit. Er herrscht über das Alter (Geriatrie), verlangsamt (Chronizität) und verhärtet (Sklerose).

Er ist der Hüter der Zeit, und beschränkt sich immer auf das Nötigste (Asketentum, Diäten).

Organe: Milz, Knochen, Zähne, Haare, Nägel, Haut
Seelisch-geistiger Bezug: Einschränkung, Schicksal, Entschleunigung, Disziplin, Geduld

Transsaturnale Planeten

Die Planeten Uranos, Neptun und Pluto wurden erst in der Neuzeit entdeckt, und man findet daher keine Niederschriften bei Paracelsus. Interessanterweise spiegeln diese Planetenkräfte auch im Wesentlichen die Erkrankungen der modernen Zeit.

Der Uranos

Uranos ist der „Super-Merkur", also eine Steigerung der oben beschriebenen Merkureigenschaften. Uranos liebt und braucht die Veränderung, hat einen sehr wachen Geist (ADHS), ist kreativ und erforscht und entwickelt neue Dinge (Evolution), welche er jedoch nicht beherrscht (Gentechnik). Alles Plötzliche, Unfälle, Schlaganfälle und deren langwierigen Folgen gehen auf sein Konto. Geistesblitze und Ideen vermittelt er ebenso wie Kommunikation (Internet).

Organe: Nervensystem, elektrische Potentiale
Seelisch-geistiger Bezug: Veränderung, Evolution, Wissenschaft, Aktivität

Der Neptun

Der nebulöse Neptun verschleiert und verwischt die Grenzen zwischen Realität und Fantasie. Er ist der Herrscher über alle Drogen, welche den Geist vernebeln (Psychopharmaka, Schlafmittel, psychoaktive Pflanzen). Andererseits lässt er wahre Mystik erfahren, und echte, tiefe Religiosität erleben.

Organe: Augen, Hör- und Gleichgewichtsorgane, Gehirn
Seelisch-geistiger Bezug: Mystisches Erleben, Realitätsdenken

Der Pluto

Pluto wird oft als der „Super-Mars" bezeichnet und spiegelt die Schattenseiten des Menschen. Für Pluto ist Macht, Geld und Sex (Perversionen) ein beherrschendes Thema. Pluto bedient sich gerne der Magie, um Dinge zu erreichen, und scheut sich nicht davor, andere auszubeuten oder zu betrügen. Andererseits verleiht er Durchsetzungsvermögen, und befreit einen von der Unterwerfung.

Organe: Zeugungsorgane, Nacken, Zähne, Dickdarm
Seelisch-geistiger Bezug: Verdeckte Machtausübung, Selbstbewusstsein

3.4   Die Systematik der übergeordneten Zusammenhänge

Auf den oben genannten Therapiegrundlagen aufbauend fokussiert Kapitel 4.2 (Indikations-auflistung) die übergeordneten Zusammenhänge. Die Indikationen sind dabei soweit möglich systematisch den zugehörigen Körpersystemen, der 6-Phasen-Tabelle, den Planeten, den psy-chosomatischen Zusammenhängen sowie dem Funktionskreis der TCM zugeordnet. Die Ta-belle liefert damit Ansätze für einen erweiterten Blick auf das jeweilige Indikationsgeschehen. Verankerte Reaktionsmuster können mithilfe von Dispostionsmitteln therapiert werden, die der jeweiligen Indikation zugeordnet sind.

Körpersystem	6 Phasen	Planeten	Psychosomatik	Funktionskreise aus der TCM	Dispositions-mittel
Hier unter-scheiden wir die physischen, strukturellen Organsysteme, an welchen sich die Symptome zeigen.	In der Betrach-tung der Krank-heitsphasen steht uns ein gutes Erken-nungssystem zur Verfügung, über welches wir unsere Maßnahmen zur Regulation wählen können.	Zu allen Organen, emotionalen Mustern und den zugehö-rigen Heilmitteln gibt es im Ana-logieverständnis zugehörige Planeten.	Die Organe im Körpersystem drü-cken energetisch Emotionsqualitäten aus und sprechen eine Seelen-sprache, die wir erkennen können. Alle ungelösten seelischen Kon-flikte drücken sich auf der Organ-ebene aus.	In der TCM finden sich die energetischen Zugehörig-keiten in den Funktionskrei-sen. Hier kann eine sinnvolle therapeutische Verknüpfung zu anderen Organbereichen erkannt werden	Die Disposition ist eine überge-ordnete Ebene die aufzeigt, in welchem Reaktionsmu-ster ein System erkranken bzw. gesunden wird.

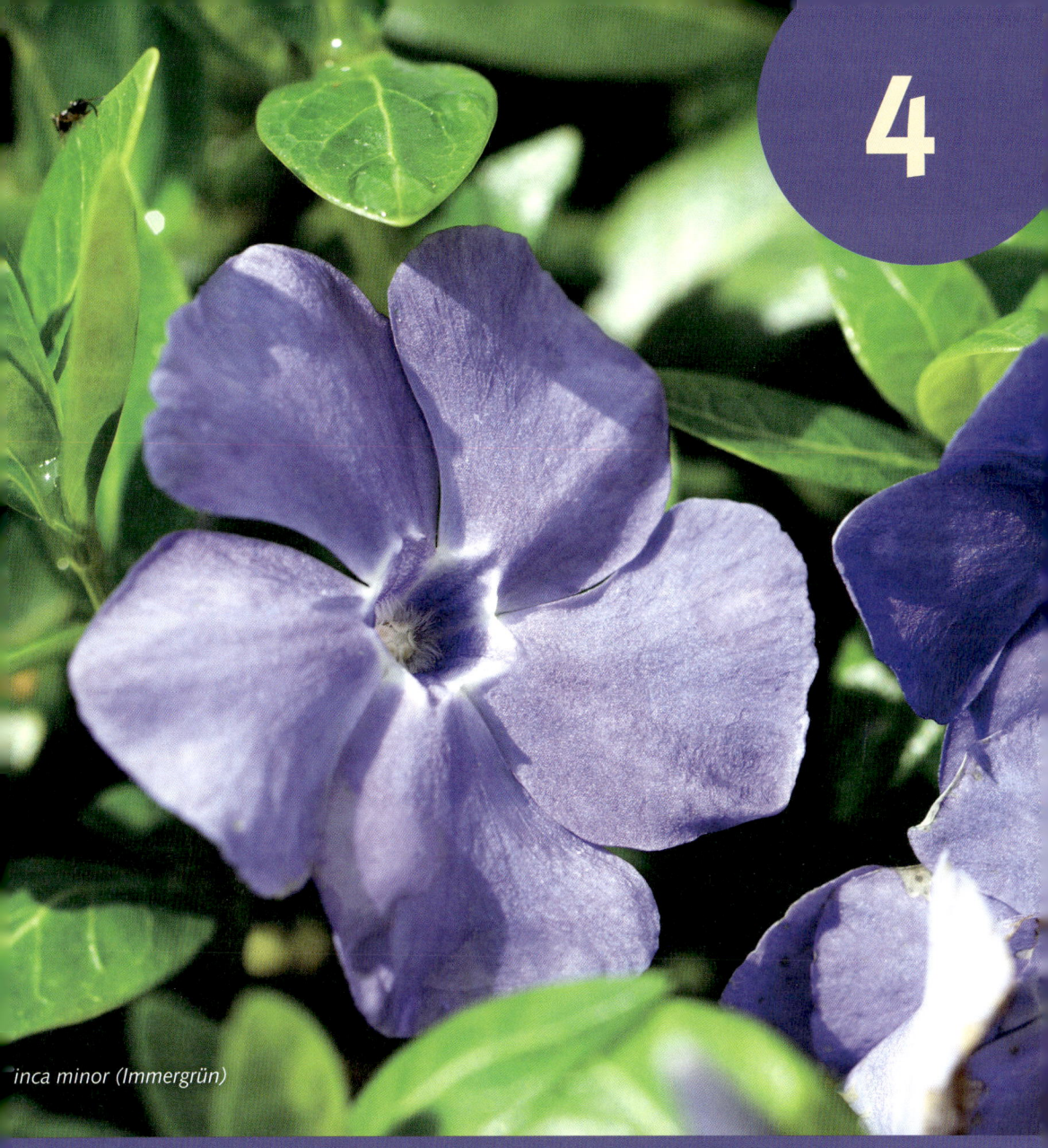

inca minor (Immergrün)

Praxis der modernen Spagyrik

4.   Praxis der modernen Spagyrik

4.1   Hinweise zur Dosierung

Dosierung Tropfenpräparate	
Standarddosierung Chronische Anwendung, kurmäßige Anwendung, Langzeitanwendung:	
Erwachsene	3 x täglich 20 Tropfen
Kinder	3 x täglich Tropfenanzahl nach Alter (z. B. 5 Jahre – 5 Tropfen)
Akute Anwendung	
Erwachsene	in der akuten Phase mehrmals täglich (halbstündlich/stündlich) 10 Tropfen pro Gabe. Bei Besserung 3 x täglich 20 Tropfen.
Kinder	bis zu 6 x täglich 2–10 Tropfen (altersabhängig) pro Gabe. Bei Besserung 3 x täglich Tropfenanzahl nach Alter.
Dosierung Globuli	
Standarddosierung Chronische Anwendung, kurmäßige Anwendung, Langzeitanwendung:	
Erwachsene	3 x täglich 15 Globuli
Kinder	3 x täglich Globulianzahl nach Alter (z. B. 5 Jahre – 5 Globuli)
Akute Anwendung	
Erwachsene	in der akuten Phase mehrmals täglich (halbstündlich/stündlich) 7–8 Globuli pro Gabe. Bei Besserung 3 x täglich 15 Globuli.
Kinder	bis zu 6 x täglich ½ der Globulianzahl nach Alter pro Gabe. Bei Besserung 3 x täglich Globulianzahl nach Alter.
Dosierung Salben / Tropfen äußerlich	
Erwachsene / Kinder	2–5 x tägliche topische Anwendung

Praxistipp

• Optimale Unterstützung bei der Festlegung der Dosierung bietet die individuelle Austestung der Mittel.

4.2 Indikationen

Abszess

Basistherapie	
CUTRO spag. Peka Tropfen	→ Haut
OPSONAT spag. Peka Mischung	→ Entzündungen

Lokale Therapie	
CUTRAL spag. Peka Salbe	→ Haut
LAEVUL spag. Peka N Salbe	→ Wund- und Heilsalbe

Erweiterte Therapie	
HABIFAC spag. Peka N Tropfen	→ Chronizität	Umstimmung
SE-ONSIL spag. Peka Tropfen	→ bakterielle Entzündung
MUNDIPUR spag. Peka N Mischung	→ Stoffwechseldrainage

ⓘ **Beachte**
Dauerantibiose führt möglicherweise zu einer nachhaltigen Milieustörung

Zur Wiederherstellung der Grundregulation gehören Darmsanierung, Entgiftung und Eigenblutbehandlungen.

📌 **Praxistipp**
Die Salben können mit Heilerde gemischt und als Auflage angewendet werden

Übergeordnete Zusammenhänge					
Körpersystem	6 Phasen	Planeten	Psychosomatik	Funktionskreise aus der TCM	Dispositions-mittel
Haut/ Schleimhaut	Phase 1–3	Mars Saturn	Reinigung	Lu/Di, Metall	MUNDIPUR spag. Peka N Mischung

Abwehrschwäche

Basistherapie	
HABIFAC spag. Peka N Tropfen	→ Chronizität/Umstimmung
AILGENO spag. Peka Tropfen	→ Milz/Roborantium

Erweiterte Therapie	
ITIRES spag. Peka N Tropfen	→ Lymphsystem
INFRAGIL spag. Peka N Tropfen / Globuli	→ Infekte
JUVE-CAL spag. Peka NR Mischung	→ Aufbaumittel
FEDON spag. Peka N Tropfen	→ Eisenhaushalt

> ⚠ **Beachte**
> Bei Therapieresistenz an Blockade durch Herdbelastung denken

Zur Wiederherstellung der Grundregulation gehören Darmsanierung, Entgiftung und Eigenblutbehandlungen.

> 📌 **Praxistipp**
> INFRAGIL spag. Peka N Tropfen und HABIFAC spag. Peka N Tropfen können kombiniert bei rezidivierenden Infekten über einen Zeitraum von über 6–8 Wochen verabreicht werden
> Edelsteinbalsam Nr. 1

Übergeordnete Zusammenhänge					
Körpersystem	6 Phasen	Planeten	Psychosomatik	Funktionskreise aus der TCM	Dispositions-mittel
Infektionen, Milieustörung	Phase 1–3, ab Phase 4 obligat	Mars Jupiter	Entkräftung, Abgrenzungprobleme	He/Dü, Feuer	HECHOCUR spag. Peka N Tropfen

Adenoide Vegetationen

Basistherapie	
OPSONAT spag. Peka Mischung	→ Entzündungen
ITIRES spag. Peka N Tropfen	→ Lymphsystem

Erweiterte Therapie	
HABIFAC spag. Peka N Tropfen	→ Chronizität I Umstimmung
MUNDIPUR spag. Peka N Mischung	→ Stoffwechseldrainage
RICURA spag. Peka N Tropfen	→ Schleimhautaffektion I Rhinitis, Sinusitis
OTIDOLO spag. Peka Ohrentropfen	→ Otitis

ⓘ **Beachte**
Genuss von Milch und Milchprodukten kann das Beschwerdebild verschlimmern

Zur Wiederherstellung der Grundregulation gehören Darmsanierung, Entgiftung und Eigenblutbehandlungen.

Übergeordnete Zusammenhänge					
Körpersystem	6 Phasen	Planeten	Psychosomatik	Funktionskreise aus der TCM	Dispositions-mittel
Haut/ Schleimhaut, Milieustörung	Phase 3	Saturn Jupiter	Kontrollzwang, nicht loslassen können	Lu/Di, Metall	MUCAN spag. Peka Tropfen

Adnexitis

Basistherapie	
HABIFAC spag. Peka N Tropfen	→ Chronizität I Umstimmung
OPSONAT spag. Peka Mischung	→ Entzündungen

Erweiterte Therapie	
ITIRES spag. Peka N Tropfen	→ Lymphsystem

Zur Wiederherstellung der Grundregulation gehören Darmsanierung, Entgiftung und Eigenblutbehandlungen.

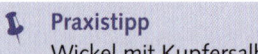

Praxistipp
Wickel mit Kupfersalbe

Übergeordnete Zusammenhänge					
Körpersystem	6 Phasen	Planeten	Psychosomatik	Funktionskreise aus der TCM	Dispositionsmittel
Urogenitales System, Entzündungen	Phase 1–3	Mars Pluto	Beziehungskonflikte, Verletzung	Ni/Bl, Wasser	MUNDIPUR spag. Peka N Mischung KLIFE spag. Peka Tropfen

ADS / ADHS

Basistherapie	
SECELO spag. Peka Tropfen	→ Neurovegetativum I Unruhe
P-sta spag. Peka Tropfen	→ Neurovegetativum I Dysbalance I Ängste

Erweiterte Therapie	
NEUREG spag. Peka Mischung	→ Neurovegetativum I Erschöpfung
SOMCUPIN spag. Peka N Tropfen	→ Neurovegetativum I Schlafstörungen
DALEKTRO NR Tropfen	→ Elektrolythaushalt
JUVE-CAL spag. Peka NR Mischung	→ Aufbaumittel

Zur Wiederherstellung der Grundregulation gehören Darmsanierung, Entgiftung und Eigenblutbehandlungen.

 Praxistipp
Denaturierte Nahrungsmittel sowie chemische Zusatzstoffe meiden

Übergeordnete Zusammenhänge					
Körpersystem	6 Phasen	Planeten	Psychosomatik	Funktionskreise aus der TCM	Dispositionsmittel
Neuro-Psycho-emotionale Störungen, Stoffwechsel	Phase 1–6	Neptun Uranus	Wahrnehmungsprobleme, Selbstfindungsprobleme, Selbstzweifel	He/Dü, Feuer; Ni/Bl, Wasser	P-sta spag. Peka Tropfen

Akne

Basistherapie	
CUTRO spag. Peka Tropfen	→ Haut
OPSONAT spag. Peka Mischung	→ Entzündung

Lokale Therapie	
CUTION spag. Peka Lotion	→ Haut I hoher Wasseranteil
CUTRAL spag. Peka Salbe	→ Haut I hoher Fettanteil

Erweiterte Therapie	
HABIFAC spag. Peka N Tropfen	→ Chronizität I Umstimmung
MUNDIPUR spag. Peka N Mischung	→ Stoffwechseldrainage

 Beachte
Dauerantibiose führt möglicherweise zu einer nachhaltigen Milieustörung

Zur Wiederherstellung der Grundregulation gehören Darmsanierung, Entgiftung und Eigenblutbehandlungen.

 Praxistipp
Heilerdeanwendungen
Jod und Fluor meiden
Ernährungshinweise

Übergeordnete Zusammenhänge					
Körpersystem	6 Phasen	Planeten	Psychosomatik	Funktionskreise aus der TCM	Dispositionsmittel
Haut/ Schleimhaut	Phase 1–3	Mars Venus Saturn	Nähe Distanz Probleme, Perfektionismus, keine Lebenslust	Lu/Di, Metall	AILGENO spag. Peka Tropfen

Allergie

Basistherapie	
Basismittel symptomunabhängig:	
PROAL spag. Peka N Tropfen	→ Allergien
Adjuvant symptombezogen:	
RICURA spag. Peka N Tropfen	→ Höhlen-Schleimhaut, Heuschnupfen
ENTREGIN spag. Peka Tropfen	→ Nahrungsmittelallergie, Diarrhoe
DEAS spag. Peka N Tropfen	→ allergisches Asthma
CUTRO spag. Peka Tropfen	→ Neurodermitis, Urticaria, Kontaktallergie

Lokale Therapie	
CUTION spag. Peka Lotion	→ Haut I hoher Wasseranteil
CUTRAL spag. Peka Salbe	→ Haut I hoher Fettanteil

Erweiterte Therapie	
OPSONAT spag. Peka Mischung	→ Entzündung
INFRAGIL spag. Peka N Tropfen / Globuli	→ Infekte
HABIFAC spag. Peka N Tropfen	→ Chronizität I Umstimmung

Zur Wiederherstellung der Grundregulation gehören Darmsanierung, Entgiftung und Eigenblutbehandlungen.

Praxistipp
TO-EX spag. Peka N Tropfen → Akuteinsatz (z. B. nach Stichen und bei starken Schwellungen)
Inhalationen mit PROAL spag. Peka N Tropfen und DEAS spag. Peka N Tropfen
Lebensmittelzusatzstoffe meiden

Übergeordnete Zusammenhänge					
Körpersystem	6 Phasen	Planeten	Psychosomatik	Funktionskreise aus der TCM	Dispositionsmittel
Immunsystem Milieustörung	Phase 1–3	Mars Pluto	Abgrenzung, Selbstwert, überkritisch, zwanghaft	Lu/Di, Metall	MUCAN spag. Peka Tropfen

Alopezie

Basistherapie	
CRI-regen spag. Peka Tropfen	→ Haarausfall
AILGENO spag. Peka Tropfen	→ Milz I Roborantium

Erweiterte Therapie	
DALEKTRO NR Tropfen	→ Elektrolythaushalt
FEDON spag. Peka N Tropfen	→ Eisenhaushalt
ITIRES spag. Peka N Tropfen	→ Lymphsystem
JUVE-CAL spag. Peka NR Mischung	→ Aufbaumittel

Zur Wiederherstellung der Grundregulation gehören Darmsanierung, Entgiftung und Eigenblutbehandlungen.

Übergeordnete Zusammenhänge					
Körpersystem	6 Phasen	Planeten	Psychosomatik	Funktionskreise aus der TCM	Dispositions-mittel
Haut/ Schleimhaut	Ab Phase 3	Saturn Venus Mars	Traumatische Konfliktsituation, Trauer	Lu/Di, Metall	DALEKTRO NR Tropfen

Alzheimer Krankheit / Senile Demenz

→ Siehe Demenz

Amenorrhoe (sekundäre)

Basistherapie	
delima Kapseln	→ klimakterische Beschwerden
FEDON spag. Peka N Tropfen	→ Eisenhaushalt

Lokale Therapie	
delima feminin Vaginalzäpfchen	→ Vaginalschleimhaut

Erweiterte Therapie	
DALEKTRO NR Tropfen	→ Elektrolythaushalt
KLIFE spag. Peka Tropfen	→ Hormonsystem I Regulation
UPELVA spag. Peka N Tropfen	→ PMS

🔖 **Praxistipp**
An Folsäure denken
Auf Essstörungen achten
Edelsteinbalsam Nr. 2 (Unterbauchbereich)

Übergeordnete Zusammenhänge					
Körpersystem	6 Phasen	Planeten	Psychosomatik	Funktionskreise aus der TCM	Dispositions-mittel
Gynäkologie	>3	Venus Mond	Verweigerung, nicht ich, unerfüllte Liebessehnsucht	Le/Gb, Holz; Pe/3E, Feuer	KLIFE spag. Peka Tropfen

Anämie

Basistherapie	
FEDON spag. Peka N Tropfen	→ Eisenhaushalt
DALEKTRO NR Tropfen	→ Elektrolythaushalt

Erweiterte Therapie	
AILGENO spag. Peka Tropfen	→ Milz I Roborantium
JUVE-CAL spag. Peka NR Mischung	→ Aufbaumittel

> **Praxistipp**
> Edelsteinbalsam Nr. 4 (Herzbereich)

Übergeordnete Zusammenhänge					
Körpersystem	6 Phasen	Planeten	Psychosomatik	Funktionskreise aus der TCM	Dispositions-mittel
Hämatopoe-tisches System	Phase 1–6	Mars	Willensschwäche, Ich – Störung, handlungsunfähig	Le/Gb, Holz; Ma/MP, Erde	HECHOCUR spag. Peka N Tropfen

Angina pectoris

Basistherapie	
CANGUST spag. Peka N Tropfen	→ Herz- und Gefäßstabilisierung
ASPAS spag. Peka Tropfen	→ Spasmen

Erweiterte Therapie	
CANOMA spag. Peka Tropfen	→ Herz- und Kreislaufregulation
co-HYPERT spag. Peka Tropfen	→ Hypertonie
P-sta spag. Peka Tropfen	→ Neurovegetativum I Dysbalance I Ängste

ⓘ **Beachte**
Bei anhaltenden Beschwerden kardiologische Intervention

📌 **Praxistipp**
Edelsteinbalsam Nr. 4 präkordial einreiben
Aderlass nach Hildegard von Bingen

Übergeordnete Zusammenhänge					
Körpersystem	6 Phasen	Planeten	Psychosomatik	Funktionskreise aus der TCM	Dispositions- mittel
Herz-Kreislauf	Phase 1–6	Sonne Saturn	Selbstschutz, Einengung, Freudlosigkeit	He/Dü, Feuer; Pe/3E, Feuer	DALEKTRO NR Tropfen

Angina tonsillaris

Basistherapie	
SE-ONSIL spag. Peka Tropfen	→ bakterielle Entzündung
INFRAGIL spag. Peka N Tropfen	→ Infekte

Lokale Therapie	
ITIRESAL spag. Peka Salbe	→ Lymphsystem
SE-ONSIL spag. Peka Tropfen	→ bakterielle Entzündung; mit Sprühkopf versehen: sublingual und bukkal aufsprühen

Erweiterte Therapie	
OPSONAT spag. Peka Mischung	→ Entzündung
ITIRES spag. Peka N Tropfen	→ Lymphsystem
HABIFAC spag. Peka N Tropfen	→ Chronizität I Umstimmung

Ⓘ **Beachte**
Dauerantibiose führt möglicherweise zu einer nachhaltigen Milieustörung

Zur Wiederherstellung der Grundregulation gehören Darmsanierung, Entgiftung und Eigenblutbehandlungen.

Praxistipp
Halswickel mit ITIRESAL spag. Peka Salbe
Edelsteinbalsam Nr. 5 (Halsbereich)

Übergeordnete Zusammenhänge					
Körpersystem	6 Phasen	Planeten	Psychosomatik	Funktionskreise aus der TCM	Dispositionsmittel
Infektionen	Akut 1–2; Chronisch 3/4	Mars Venus Merkur	Kommunikationsstörung, Selbstausdruck	Ma/MP, Erde	OPSONAT spag. Peka Mischung

Angstzustände

Basistherapie	
P-sta spag. Peka Tropfen	→ Neurovegetativum I Dysbalance I Ängste

Erweiterte Therapie	
NEUREG spag. Peka Mischung	→ Neurovegetativum I Erschöpfung
SOMCUPIN spag. Peka N Tropfen	→ Neurovegetativum I Schlafstörungen
SECELO spag. Peka Tropfen	→ Neurovegetativum I Unruhe

 Praxistipp
Bei Panikattacken P-sta spag. Peka Tropfen mit Sprühkopf versehen und im Bedarfsfall häufig anwenden
RELIX spag. Peka Tropfen anwenden → Bezug Niere / Angst
Edelsteinbalsam Nr. 3 anwenden

Übergeordnete Zusammenhänge					
Körpersystem	6 Phasen	Planeten	Psychosomatik	Funktionskreise aus der TCM	Dispositions- mittel
Neuro-Psycho- emotionale Störungen	Phase 1–6	Mond Pluto	Angst, Schuldgefühle	Ni/Bl, Wasser	P-sta spag. Peka Tropfen

Anorexie (Appetitlosigkeit)

Basistherapie	
P-sta spag. Peka Tropfen	→ Neurovegetativum I Dysbalance I Ängste
JUVE-CAL spag. Peka NR Mischung	→ Aufbaumittel

Erweiterte Therapie	
ASTO spag. Peka Tropfen	→ Magen
NEUREG spag. Peka Mischung	→ Neurovegetativum I Erschöpfung
DALEKTRO NR Tropfen	→ Elektrolythaushalt

> (!) **Beachte**
> Strenge Gewichtskontrolle, nötigenfalls stationäre Aufnahme

> **Praxistipp**
> Systemische Therapien (Hypnosearbeit, Familienstellen,…)

Übergeordnete Zusammenhänge					
Körpersystem	6 Phasen	Planeten	Psychosomatik	Funktionskreise aus der TCM	Dispositions-mittel
Neuro-Psy-choemotionale Störungen	Phase 1–4	Pluto Venus Mond	Organ: Magen/Darm Gefühl: Selbst-verleugnung/ Zwanghaft	Ma/MP, Erde	P-sta spag. Peka Tropfen

Aphthen

Basistherapie	
VULPUR spag. Peka N Tropfen	→ Mundschleimhautentzündungen
OPSONAT spag. Peka Mischung	→ Entzündung

Lokale Therapie	
VULPUR spag. Peka N Tropfen	→ Mundschleimhautentzündungen

Erweiterte Therapie	
CUTRO spag. Peka Tropfen	→ Haut
HABIFAC spag. Peka N Tropfen	→ Chronizität I Umstimmung

> **Praxistipp**
> Bei rezidivierenden Schleimhautentzündungen → VERINTEX spag. Peka lokal anwenden
> Natürliche Mundhygiene
> Heilerdespülungen

Übergeordnete Zusammenhänge					
Körpersystem	6 Phasen	Planeten	Psychosomatik	Funktionskreise aus der TCM	Dispositions- mittel
Haut/ Schleimhaut, Milieustörung	Phase 1–3	Mars Mond	Abgrenzung, Verletzung	Lu/Di, Metall	OPSONAT spag. Peka Mischung

Apoplexie

Basistherapie	
CLAUPAREST spag. Peka N Tropfen	→ Gefäßdurchblutung I Mikrozirkulation

Erweiterte Therapie	
CANGUST spag. Peka N Tropfen	→ Herz- und Gefäßstabilisierung
co-HYPERT spag. Peka Tropfen	→ Hypertonie
P-sta spag. Peka Tropfen	→ Neurovegetativum I Dysbalance I Ängste

(!) **Beachte**
Notfallintervention

⚑ **Praxistipp**
Edelsteinbalsam Nr. 6 (Stirnbereich)
Aderlass nach Hildegard von Bingen
Arnica C 30

Übergeordnete Zusammenhänge					
Körpersystem	6 Phasen	Planeten	Psychosomatik	Funktionskreise aus der TCM	Dispositions-mittel
ZNS-Erkrankungen	Akut 1–3, Z. n. 4–6	Uranus	Organ: Gehirn Gefühl: Orientierungs-losigkeit	Le/Gb, Holz; Pe/3E, Feuer	MUCAN spag. Peka Tropfen

Arthritis

Basistherapie	
AREUTID spag. Peka N Tropfen	→ Rheumatische und degenerative Beschwerden
OPSONAT spag. Peka Mischung	→ Entzündungen

Lokale Therapie	
FLAMYAR spag. Peka N Salbe	→ Rheumatische Beschwerden, Verletzungen

Erweiterte Therapie	
ADOL spag. Peka N Tropfen	→ Schmerzen
OSS-regen spag. Peka Tropfen	→ Knochenstoffwechsel
MUNDIPUR spag. Peka N Mischung	→ Stoffwechseldrainage

Zur Wiederherstellung der Grundregulation gehören Darmsanierung, Entgiftung und Eigenblutbehandlungen.

Übergeordnete Zusammenhänge					
Körpersystem	6 Phasen	Planeten	Psychosomatik	Funktionskreise aus der TCM	Dispositionsmittel
Bewegungsapparat	Phase 1–3	Mars Jupiter	Handlungsunfähigkeit, Verbitterung, Wut, Ärger	Le/Gb, Holz; Ni/Bl, Wasser	HECHOCUR spag. Peka N Tropfen

Arthrose

Basistherapie	
AREUTID spag. Peka N Tropfen	→ Rheumatische und degenerative Beschwerden
OSS-regen spag. Peka Tropfen	→ Knochenstoffwechsel

Lokale Therapie	
FLAMYAR spag. Peka N Salbe	→ Rheumatische Beschwerden, Verletzungen

Erweiterte Therapie	
ADOL spag. Peka N Tropfen	→ Schmerzen
MUNDIPUR spag. Peka N Mischung	→ Stoffwechseldrainage

Zur Wiederherstellung der Grundregulation gehören Darmsanierung, Entgiftung und Eigenblutbehandlungen.

 Praxistipp
Bei bestehender Osteoporoseneigung an DIFOSS spag. Peka N Globuli denken → Knochenaufbauprozess

Übergeordnete Zusammenhänge					
Körpersystem	6 Phasen	Planeten	Psychosomatik	Funktionskreise aus der TCM	Dispositionsmittel
Bewegungsapparat	> 3	Saturn Jupiter	Bewegungsunfähigkeit, Starre	Ni/Bl, Wasser; Le/Gb, Holz	MUNDIPUR spag. Peka N Mischung

Asthma bronchiale

Basistherapie	
DEAS spag. Peka N Tropfen	→ Asthma
P-sta spag. Peka Tropfen	→ Neurovegetativum I Dysbalance I Ängste

Erweiterte Therapie	
ATUSA spag. Peka Mischung	→ Husten I Reizhusten
ATUSTRO spag. Peka Tropfen	→ Husten I Krupphusten
BROPERT spag. Peka Mischung	→ Husten I Bronchitis
APULO spag. Peka Mischung	→ Husten I Expektorans
→ Bei allergischer Genese siehe „Allergie"	

Zur Wiederherstellung der Grundregulation gehören Darmsanierung, Entgiftung und Eigenblutbehandlungen.

Praxistipp
Inhalation mit DEAS spag. Peka N Tropfen
Brust und Rücken mit Edelsteinbalsam Nr. 5 einreiben

Übergeordnete Zusammenhänge					
Körpersystem	6 Phasen	Planeten	Psychosomatik	Funktionskreise aus der TCM	Dispositions-mittel
Untere Atem-wege, Milieu-störung	Phase 1–4	Merkur Mars	Kummer, Trauer, Verzweiflung, Enttäuschung	Ni/Bl, Wasser	DALEKTRO NR Tropfen

Bandscheibendegeneration

Basistherapie	
AREUTID spag. Peka N Tropfen	→ Rheumatische und degenerative Beschwerden

Lokale Therapie	
FLAMYAR spag. Peka N Salbe	→ Rheumatische Beschwerden, Verletzungen

Erweiterte Therapie	
OSS-regen spag. Peka Tropfen	→ Knochenstoffwechsel
ADOL spag. Peka N Tropfen	→ Schmerzen

Übergeordnete Zusammenhänge					
Körpersystem	6 Phasen	Planeten	Psychosomatik	Funktionskreise aus der TCM	Dispositions-mittel
Degenerative Wirbelsäulen-erkrankungen	>3	Mond Saturn	Angst, Wut, Ablehnung, Verletzung	Le/Gb, Holz; Ni/Bl, Wasser	ADOEM spag. Peka N Tropfen

Bauchschmerzen

→ Siehe organbezogene Indikationen

Bindegewebsassoziierte Störungen

Basistherapie	
TO-EX spag. Peka N Tropfen	→ Gewebeentgiftung
ITIRES spag. Peka N Tropfen	→ Lymphsystem
OPSONAT spag. Peka Mischung	→ Entzündungen

Lokale Therapie	
ZELLORAN spag. Peka Salbe	→ Zellregeneration
ITIRESAL spag. Peka Salbe	→ Lymphsystem

Erweiterte Therapie	
HABIFAC spag. Peka N Tropfen	→ Chronizitat | Umstimmung
AILGENO spag. Peka Tropfen	→ Milz | Roborantium
RELIX spag. Peka Tropfen	→ Niere
SPECIOL spag. Peka Tropfen	→ Pankreatopathie

Übergeordnete Zusammenhänge					
Körpersystem	6 Phasen	Planeten	Psychosomatik	Funktionskreise aus der TCM	Dispositions-mittel
Matrix	Phase 1–6		Grübeln, Probleme aussitzen, Entscheidungen fallen schwer	Ma/MP, Erde	TO-EX spag. Peka N Tropfen

Borreliose

Basistherapie	
BOLYMEX spag. Peka Tropfen	→ Borreliosesymptome I Neurovegetativum
AILGENO spag. Peka Tropfen	→ Milz I Roborantium

Lokale Therapie	
FLAMYAR spag. Peka N Salbe	→ Rheumatische Beschwerden, Verletzungen

Erweiterte Therapie	
AREUTID spag. Peka N Tropfen	→ Rheumatische und degenerative Beschwerden
HABIFAC spag. Peka N Tropfen	→ Chronizität I Umstimmung
OPSONAT spag. Peka Mischung	→ Entzündung
NEUREG spag. Peka Mischung	→ Neurovegetativum I Erschöpfung

(!) **Beachte**
Dauerantibiose führt möglicherweise zu einer nachhaltigen Milieustörung

Zur Wiederherstellung der Grundregulation gehören Darmsanierung, Entgiftung und Eigenblutbehandlungen.

Praxistipp
P-sta spag. Peka Tropfen als Neurovegetativum zur psychischen Balance
An immunmodulative Maßnahmen u. a. Eigenblut (siehe Kapitel 3.1.3) denken

Übergeordnete Zusammenhänge					
Körpersystem	6 Phasen	Planeten	Psychosomatik	Funktionskreise aus der TCM	Dispositions- mittel
Hämatopoe- tisches System	Phase 1–6	Mars Pluto	Leben durch an- dere, Abgrenzung, sich nicht trennen können	Le/Gb, Holz; Ma/MP, Erde	MUCAN spag. Peka Tropfen

Brechreiz

Basistherapie	
ASTO spag. Peka Tropfen	→ Magen

Erweiterte Therapie	
ASPAS spag. Peka Tropfen	→ Spasmen
ENTREGIN spag. Peka Tropfen	→ Darmregulierung I Diarrhoe
DALEKTRO NR Tropfen	→ Elektrolythaushalt

ⓘ **Beachte**
Psychosomatische Genese möglich

Praxistipp
Apo-Stom NR Tee mit ASTO spag. Peka Tropfen kombinieren

Übergeordnete Zusammenhänge					
Körpersystem	6 Phasen	Planeten	Psychosomatik	Funktionskreise aus der TCM	Dispositions-mittel
Gastrointesti-nales System	Phase 1–6	Mond	Überforderung, Groll, Abneigung, unter Druck sein	Ma/MP, Erde	AILGENO spag. Peka Tropfen

Bronchitis

Basistherapie	
BROPERT spag. Peka Mischung	→ Husten I Bronchitis
APULO spag. Peka Mischung	→ Husten I Expektorans

Lokale Therapie	
Wickel	
Einreibungen	

Erweiterte Therapie	
ATUSTRO spag. Peka Tropfen	→ Husten I Krupphusten
ATUSA spag. Peka Mischung	→ Husten I Reizhusten
OPSONAT spag. Peka Mischung	→ Entzündung
INFRAGIL spag. Peka N Tropfen / Globuli	→ Infekte

(!) **Beachte**
Dauerantibiose führt möglicherweise zu einer nachhaltigen Milieustörung
Bei Persistenz allergische Genese möglich
Milch und Apfelsaft meiden

Zur Wiederherstellung der Grundregulation gehören Darmsanierung, Entgiftung und Eigenblutbehandlungen.

Praxistipp
Bei Atemnot Inhalation mit DEAS spag. Peka N Tropfen
Bei anhaltenden Beschwerden an Husten durch Reflux denken → ASTO spag. Peka Tropfen

Übergeordnete Zusammenhänge					
Körpersystem	6 Phasen	Planeten	Psychosomatik	Funktionskreise aus der TCM	Dispositionsmittel
Untere Atemwege, Infektionen	Phase 1–3	Mars Merkur	Kummer, Trauer, Enttäuschung, unfrei sein, keine Daseinsberechtigung	Lu/Di, Metall	OPSONAT spag. Peka Mischung

Bronchopneumonie

Basistherapie	
BROPERT spag. Peka Mischung	→ Husten | Bronchitis
OPSONAT spag. Peka Mischung	→ Entzündung

Lokale Therapie
Einreibungen
Brustwickel

Erweiterte Therapie	
APULO spag. Peka Mischung	→ Husten | Expektorans
ATUSTRO spag. Peka Tropfen	→ Husten | Krupphusten
FEPYR spag. Peka Tropfen	→ Fieber
INFRAGIL spag. Peka N Tropfen / Globuli	→ Infekte

(!) **Beachte**
Dauerantibiose führt möglicherweise zu einer nachhaltigen Milieustörung
Milch und Apfelsaft meiden

Zur Wiederherstellung der Grundregulation gehören Darmsanierung, Entgiftung und Eigenblutbehandlungen.

Praxistipp
Bei Atemnot Inhalation mit DEAS spag. Peka N Tropfen
Edelsteinbalsam Nr. 4 (Brustbereich)

Übergeordnete Zusammenhänge					
Körpersystem	6 Phasen	Planeten	Psychosomatik	Funktionskreise aus der TCM	Dispositions-mittel
Untere Atemwege, Infektionen	Phase 1–3	Mars Merkur	Keine Daseins-berechtigung, Verzweiflung, Sehnsucht, unfrei	Lu/Di, Metall	MUCAN spag. Peka Tropfen

Burn-out Syndrom

Basistherapie	
NEUREG spag. Peka Mischung	→ Neurovegetativum I Erschöpfung
P-sta spag. Peka Tropfen	→ Neurovegetativum I Dysbalance I Ängste

Erweiterte Therapie	
JUVE-CAL spag. Peka NR Mischung	→ Aufbaumittel
SOMCUPIN spag. Peka N Tropfen	→ Neurovegetativum I Schlafstörungen
SECELO spag. Peka Tropfen	→ Neurovegetativum I Unruhe
co-CALM spag. Peka N Tropfen	→ Herzberuhigung
AILGENO spag. Peka Tropfen	→ Milz I Roborantium

Praxistipp
Bei Schlafstörungen HECHOCUR spag. Peka N Tropfen (Leber-Galle-System) und
SOMCUPIN spag. Peka N Tropfen kombinieren
Edelsteinbalsam Nr. 1

Übergeordnete Zusammenhänge					
Körpersystem	6 Phasen	Planeten	Psychosomatik	Funktionskreise aus der TCM	Dispositions-mittel
Neuro-Psy-choemotionale Störungen	>3	Neptun	Verwirrung, Selbstzweifel, Überforderung	Ni/Bl, Wasser; He/Dü, Feuer	P-sta spag. Peka Tropfen

Cholezystopathie

Basistherapie	
HECHOCUR spag. Peka N Tropfen	→ Leber-Galle-System
PLEVENT spag. Peka N Tropfen	→ Fettstoffwechsel

Lokale Therapie
Leberwickel

Erweiterte Therapie	
OPSONAT spag. Peka Mischung	→ Entzündung
ASPAS spag. Peka Tropfen	→ Spasmen
MUNDIPUR spag. Peka N Mischung	→ Stoffwechseldrainage

> ⓘ **Beachte**
> Bei Ausleitungstherapien kann es aufgrund von Konkrementabgängen zu Koliken kommen

> **Praxistipp**
> Apo-Hepat NR Tee
> Artischockensaft 1 TL zum Essen

Übergeordnete Zusammenhänge					
Körpersystem	6 Phasen	Planeten	Psychosomatik	Funktionskreise aus der TCM	Dispositions-mittel
Intestinales System	Phase 1–6	Mars Jupiter	Unfähig, sich zu entscheiden, Ablehnung, Opferhaltung	Le/Gb, Holz	HECHOCUR spag. Peka N Tropfen

Claudicatio intermittens

Basistherapie	
CLAUPAREST spag. Peka N Tropfen	→ Gefäßdurchblutung I Mikrozirkulation

Lokale Therapie
Wechselbäder

Erweiterte Therapie	
DALEKTRO NR Tropfen	→ Elektrolythaushalt
co-HYPOT spag. Peka Tropfen	→ Hypotonie
co-HYPERT spag. Peka Tropfen	→ Hypertonie

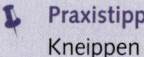

Praxistipp
Kneippen

Übergeordnete Zusammenhänge					
Körpersystem	6 Phasen	Planeten	Psychosomatik	Funktionskreise aus der TCM	Dispositions- mittel
Degenerative Gefäß- erkrankungen	Phase 1–6	Saturn Merkur	Schwierigkeiten, seinen Weg zu gehen, Angst, auf eigenen Füßen zu stehen	Ma/MP, Erde; Pe/3E, Feuer	DALEKTRO NR Tropfen

Colitis

→ Siehe auch Reizdarm

Basistherapie	
ENTREGIN spag. Peka Tropfen	→ Darmregulierung | Diarrhoe
OPSONAT spag. Peka Mischung	→ Entzündungen
P-sta spag. Peka Tropfen	→ Neurovegetativum | Dysbalance | Ängste

Lokale Therapie
Bauchauflagen

Erweiterte Therapie	
MUCAN spag. Peka Tropfen	→ Schleimhautsanierung, Mykosen
SPECIOL spag. Peka Tropfen	→ Pankreatopathie
SECELO spag. Peka Tropfen	→ Neurovegetativum | Unruhe

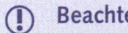 **Beachte**
In der Akutphase keine lebenden Keime geben

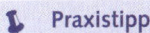 **Praxistipp**
Apo-Stom NR Tee
Bei Spasmen ASPAS spag. Peka Tropfen halbstündlich
Weihrauch als antientzündliche Zusatztherapie

Übergeordnete Zusammenhänge					
Körpersystem	6 Phasen	Planeten	Psychosomatik	Funktionskreise aus der TCM	Dispositions-mittel
Intestinales System, Milieustörung	Phase 1–6	Mars Pluto	Zwanghaftigkeit, nicht loslassen können, dogmatisch	Lu/Di, Metall	MUCAN spag. Peka Tropfen

Demenz

Basistherapie	
NEUREG spag. Peka Mischung	→ Neurovegetativum I Erschöpfung
Spagyrische Entgiftung	→ Siehe Kapitel 3.1.2

Lokale Therapie
Schädelakupunktur

Erweiterte Therapie	
P-sta spag. Peka Tropfen	→ Neurovegetativum I Dysbalance I Ängste
JUVE-CAL spag. Peka NR Mischung	→ Aufbaumittel

 Beachte
Ausschluss postnarkotisches Durchgangssyndrom

Zur Wiederherstellung der Grundregulation gehören Darmsanierung, Entgiftung und Eigenblutbehandlungen.

 Praxistipp
Auf ausreichend Flüssigkeitszufuhr achten
Edelsteinbalsam Nr. 7 (Stirnbereich)

Übergeordnete Zusammenhänge					
Körpersystem	6 Phasen	Planeten	Psychosomatik	Funktionskreise aus der TCM	Dispositionsmittel
ZNS-Erkrankungen	Phase 1–6	Neptun	Gedankenlosigkeit, Verwirrtheit, Selbstzweifel	He/Dü, Feuer; Ni/Bl, Wasser	P-sta spag. Peka Tropfen

Depression

Basistherapie	
P-sta spag. Peka Tropfen	→ Neurovegetativum I Dysbalance I Ängste
NEUREG spag. Peka Mischung	→ Neurovegetativum I Erschöpfung

Erweiterte Therapie	
SECELO spag. Peka Tropfen	→ Neurovegetativum I Unruhe
SOMCUPIN spag. Peka N Tropfen	→ Neurovegetativum I Schlafstörungen
Weitere Differenzierungen siehe Zuordnungen Tabelle	

> **Praxistipp**
> Melancholie → Milz → AILGENO spag. Peka Tropfen
> Unterdrückte Wut → Leber → HECHOCUR spag. Peka N Tropfen
> Edelsteinbalsam Nr. 3 (morgens) und 4 (abends)

Übergeordnete Zusammenhänge					
Körpersystem	6 Phasen	Planeten	Psychosomatik	Funktionskreise aus der TCM	Dispositions- mittel
Neuro-Psycho- emotionale Störungen, Milieustörung	Phase 1–6	Mond Neptun Pluto	Überforderung, Selbstzweifel, Unkontrolliertheit, Trauer	Le/Gb, Holz → HECHOCUR spag. Peka N Tropfen Ni/Bl, Wasser → an TRIENO spag. Peka Tropfen und RELIX spag. Peka Tropfen denken He/Dü, Feuer	HECHOCUR spag. Peka N Tropfen

Diabetes mellitus

Basistherapie	
GLUREG spag. Peka Tropfen	→ Diabetes
SPECIOL spag. Peka Tropfen	→ Pankreatopathie

Erweiterte Therapie	
PLEVENT spag. Peka N Tropfen	→ Fettstoffwechsel

> (!) **Beachte**
> Die Ernährung beeinflusst maßgeblich den diabetischen Stoffwechsel

Zur Wiederherstellung der Grundregulation gehören Darmsanierung, Entgiftung und Eigenblutbehandlungen.

> 📌 **Praxistipp**
> Bei Folgeschäden:
> CLAUPAREST spag. Peka N Tropfen   → Gefäßdurchblutung I Mikrozirkulation
> RELIX spag. Peka Tropfen   → Niere

Übergeordnete Zusammenhänge					
Körpersystem	6 Phasen	Planeten	Psychosomatik	Funktionskreise aus der TCM	Dispositions-mittel
Stoffwechsel-störungen, Milieustörung	Phase 1–6	Venus Jupiter	Leben durch andere, niederes Selbstwertgefühl, abhängig sein	Ma/MP, Erde	AILGENO spag. Peka Tropfen

Diarrhoe

Basistherapie	
ENTREGIN spag. Peka Tropfen	→ Darmregulierung | Diarrhoe

Erweiterte Therapie	
DALEKTRO NR Tropfen	→ Elektrolythaushalt
ASPAS spag. Peka Tropfen	→ Spasmen
INFRAGIL spag. Peka N Tropfen / Globuli	→ Infekte
MUCAN spag. Peka Tropfen	→ Schleimhautsanierung, Mykosen

> **Praxistipp**
> Im Akutfall ENTREGIN spag. Peka Tropfen häufig (z. B. halbstündlich) einnehmen

Übergeordnete Zusammenhänge					
Körpersystem	6 Phasen	Planeten	Psychosomatik	Funktionskreise aus der TCM	Dispositions-mittel
Intestinales System	Phase 1–6	Uranus Merkur	Perfektionistisch, pedantisch, kontrollierend, kann das Leben nicht verdauen	Lu/Di, Metall	ASTO spag. Peka Tropfen

Distorsionen

Basistherapie	
AREUTID spag. Peka N Tropfen	→ Rheumatische und degenerative Beschwerden
FLAMYAR spag. Peka N Salbe	→ Rheumatische Beschwerden, Verletzungen

Lokale Therapie	
FLAMYAR spag. Peka N Salbe	→ Rheumatische Beschwerden, Verletzungen

Erweiterte Therapie	
ADOL spag. Peka N Tropfen	→ Schmerzen

Praxistipp
Arnica C 200 als unterstützende Sofortmaßnahme (1x5 Globuli)
Edelsteinbalsam Nr. 6 auf die betroffene Region

Übergeordnete Zusammenhänge					
Körpersystem	6 Phasen	Planeten	Psychosomatik	Funktionskreise aus der TCM	Dispositions-mittel
Bewegungs-apparat, Verletzungen	Phase 1–3	Jupiter Saturn	Handlungsunfähig, sich übergangen fühlen, unfähig, für sich selbst einzustehen	Le/Gb, Holz	MUNDIPUR spag. Peka N Mischung

Divertikulitis / Divertikulose

Basistherapie	
OPSONAT spag. Peka Mischung	→ Entzündungen
ASPAS spag. Peka Tropfen	→ Spasmen

Erweiterte Therapie	
ENTREGIN spag. Peka Tropfen	→ Darmregulierung I Diarrhoe
DEFAETON spag. Peka N Tropfen	→ Darmregulierung I Obstipation
MUCAN spag. Peka Tropfen	→ Schleimhautsanierung

Zur Wiederherstellung der Grundregulation gehören Darmsanierung, Entgiftung und Eigenblutbe-handlungen.

Übergeordnete Zusammenhänge					
Körpersystem	6 Phasen	Planeten	Psychosomatik	Funktionskreise aus der TCM	Dispositions-mittel
Intestinales System	Phase 1–3	Pluto Merkur	Pedantisch, ver-zweifelt, alles ist verboten für mich	Lu/Di, Metall	ITIRES spag. Peka N Tropfen

Durchblutungsstörungen

Basistherapie	
CLAUPAREST spag. Peka N Tropfen	→ Gefäßdurchblutung I Mikrozirkulation
CANOMA spag. Peka Tropfen	→ Herz- und Kreislaufregulation
VESTABIL spag. Peka Tropfen	→ Venöse Stase

Lokale Therapie	
HAESAL spag. Peka Salbe	→ Venöser Symptomkomplex

Erweiterte Therapie	
co-HYPOT spag. Peka Tropfen	→ Hypotonie
co-HYPERT spag. Peka Tropfen	→ Hypertonie

Zur Wiederherstellung der Grundregulation gehören Darmsanierung, Entgiftung und Eigenblutbehandlungen.

Praxistipp

Akute Herzgefäßerkrankungen → CANGUST spag. Peka N Tropfen (Herz- und Gefäßstabilisierung)

HAESAL spag. Peka Salbe und LAEVUL spag. Peka N Salbe im Wechsel

Übergeordnete Zusammenhänge					
Körpersystem	6 Phasen	Planeten	Psychosomatik	Funktionskreise aus der TCM	Dispositionsmittel
Gefäßsystem	Phase 1–6	Saturn Merkur	Keiner hört mir zu, aufgeben, eingeengt	Pe/3E, Feuer	DALEKTRO NR Tropfen

Dysmenorrhoe

Basistherapie	
UPELVA spag. Peka N Tropfen	→ PMS
ASPAS spag. Peka Tropfen	→ Spasmen
ADOL spag. Peka N Tropfen	→ Schmerzen

Lokale Therapie	
FLAMYAR spag. Peka N Salbe	→ Rheumatische Beschwerden, Verletzungen

Erweiterte Therapie	
FEDON spag. Peka N Tropfen	→ Eisenhaushalt

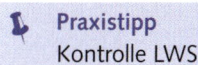 **Praxistipp**
Kontrolle LWS

Übergeordnete Zusammenhänge					
Körpersystem	6 Phasen	Planeten	Psychosomatik	Funktionskreise aus der TCM	Dispositions-mittel
Gynäkologie	Phase 1–6	Venus Mond	Unerfüllte Liebessehnsucht, gelähmter Wille, Ablehnung der Weiblichkeit	Le/Gb, Holz; Ma/MP, Erde	HECHOCUR spag. Peka N Tropfen

Dyspepsie

Basistherapie	
ASTO spag. Peka Tropfen	→ Magen
SPECIOL spag. Peka Tropfen	→ Pankreatopathie

Erweiterte Therapie	
PLEVENT spag. Peka N Tropfen	→ Fettstoffwechsel

Zur Wiederherstellung der Grundregulation gehören Darmsanierung, Entgiftung und Eigenblutbehandlungen.

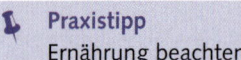 **Praxistipp**
Ernährung beachten

Übergeordnete Zusammenhänge					
Körpersystem	6 Phasen	Planeten	Psychosomatik	Funktionskreise aus der TCM	Dispositions-mittel
Intestinales System, Milieu-störung	Phase 1–6	Jupiter	Kann das Leben nicht verdauen, überfordert, einsam und verloren	Ma/MP, Erde	ASTO spag. Peka Tropfen

Eisenmangel

→ Siehe Anämie

Ekzem

Basistherapie	
CUTRO spag. Peka Tropfen	→ Haut
PROAL spag. Peka N Tropfen	→ Allergien

Lokale Therapie	
CUTRAL spag. Peka Salbe	→ Haut I hoher Fettanteil
CUTION spag. Peka Lotion	→ Haut I hoher Wasseranteil
LAEVUL spag. Peka N Salbe	→ Wund- und Heilsalbe

Erweiterte Therapie	
OPSONAT spag. Peka Mischung	→ Entzündungen
TO-EX spag. Peka N Tropfen	→ Gewebeentgiftung
MUCAN spag. Peka Tropfen	→ Schleimhautsanierung, Mykosen

Zur Wiederherstellung der Grundregulation gehören Darmsanierung, Entgiftung und Eigenblutbehandlungen.

Praxistipp
Vorsichtige Entgiftung → AILGENO spag. Peka Tropfen
Stoffwechselverschlackung → MUNDIPUR spag. Peka N Mischung
Lymphdrainage → ITIRES spag. Peka Tropfen
Hautregeneration → DERCUT Pflegesalbe

Übergeordnete Zusammenhänge					
Körpersystem	6 Phasen	Planeten	Psychosomatik	Funktionskreise aus der TCM	Dispositions- mittel
Haut/ Schleimhaut	Phase 1–6	Saturn Venus	Abgrenzung, Sehnsucht, ich ge- höre nicht hierher	Lu/Di, Metall	VERINTEX spag. Peka Tropfen

Endometriose

Basistherapie	
UPELVA spag. Peka N Tropfen	→ PMS
ASPAS spag. Peka Tropfen	→ Spasmen
ADOL spag. Peka N Tropfen	→ Schmerzen

Erweiterte Therapie	
OPSONAT spag. Peka Mischung	→ Entzündungen
ITIRES spag. Peka N Tropfen	→ Lymphsystem
P-sta spag. Peka Tropfen	→ Neurovegetativum I Dysbalance I Ängste

Zur Wiederherstellung der Grundregulation gehören Darmsanierung, Entgiftung und Eigenblutbehandlungen.

Praxistipp
Korrelation Schwermetallbelastung
Menstruationsbegleitend → DEFAETON spag. Peka N Tropfen → Darmregulierung

Übergeordnete Zusammenhänge					
Körpersystem	6 Phasen	Planeten	Psychosomatik	Funktionskreise aus der TCM	Dispositionsmittel
Gynäkologie	Phase 1–6	Venus Mond	Verletzung, Geschlechtsrollenkonflikt	Ma/MP, Erde; Lu/Di, Metall	KLIFE spag. Peka Tropfen

Enuresis nocturna

Basistherapie	
TRIENO spag. Peka Tropfen	→ Reizblase I Inkontinenz I ängstliche Anspannung
P-sta spag. Peka Tropfen	→ Neurovegetativum I Dysbalance I Ängste

Erweiterte Therapie	
SECELO spag. Peka Tropfen	→ Neurovegetativum I Unruhe
AKUTUR spag. Peka Tropfen	→ Harnwegsinfekt

> **Praxistipp**
> Geopathische Belastung
> Trauma- und Entwicklungsanamnese
> Wurmbefall

Übergeordnete Zusammenhänge					
Körpersystem	6 Phasen	Planeten	Psychosomatik	Funktionskreise aus der TCM	Dispositions-mittel
Neuro-Psycho-emotionale Störungen	Phase 1–6	Venus Pluto	Angst, auf eigenen Füßen zu stehen, Schwellenangst, nicht geweinte Tränen	Ni/Bl, Wasser	ADOEM spag. Peka N Tropfen

Epicondylitis

Basistherapie	
AREUTID spag. Peka N Tropfen	→ Rheumatische und degenerative Beschwerden
OPSONAT spag. Peka Mischung	→ Entzündungen

Lokale Therapie	
FLAMYAR spag. Peka N Salbe	→ Rheumatische Beschwerden, Verletzungen

Erweiterte Therapie	
ADOL spag. Peka N Tropfen	→ Schmerzen
OSS-regen spag. Peka Tropfen	→ Knochenstoffwechsel
MUNDIPUR spag. Peka N Mischung	→ Stoffwechseldrainage
HECHOCUR spag. Peka N Tropfen	→ Leber-Galle-System

Praxistipp
Okklusivverband mit FLAMYAR spag. Peka N Salbe

Körpersystem	6 Phasen	Planeten	Psychosomatik	Funktionskreise aus der TCM	Dispositions-mittel
Bewegungs-apparat, Reizungen	Phase 1–4	Mars Jupiter	Kann ein Thema nicht anfassen, Einschränkung der bisherigen Bewegungsmuster	Le/Gb, Holz	MUNDIPUR spag. Peka N Mischung

Übergeordnete Zusammenhänge

Epstein-Barr-Virus Infektion

Basistherapie	
INFRAGIL spag. Peka N Tropfen / Globuli	→ Infekte
ITIRES spag. Peka N Tropfen	→ Lymphsystem
OPSONAT spag. Peka Mischung	→ Entzündungen

Lokale Therapie	
ITIRESAL spag. Peka Salbe	→ Lymphsystem

Erweiterte Therapie	
HABIFAC spag. Peka N Tropfen	→ Chronizität I Umstimmung
AILGENO spag. Peka Tropfen	→ Milz I Roborantium
MUNDIPUR spag. Peka N Mischung	→ Stoffwechseldrainage

Zur Wiederherstellung der Grundregulation gehören Darmsanierung, Entgiftung und Eigenblutbehandlungen.

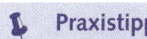 **Praxistipp**
Edelsteinbalsam Nr. 5 (Halsbereich)

Übergeordnete Zusammenhänge					
Körpersystem	6 Phasen	Planeten	Psychosomatik	Funktionskreise aus der TCM	Dispositions-mittel
Lymphsystem, Infektionen	Phase 1–6	Pluto Jupiter	Keiner hört mir zu, Verleugnung, gehemmt sein	Ma/MP, Erde	MUCAN spag. Peka Tropfen

Erkältungskrankheiten

Basistherapie	
INFRAGIL spag. Peka N Tropfen / Globuli	→ Infekte

Lokale Therapie	
ITIRESAL spag. Peka Salbe	→ Lymphsystem

Erweiterte Therapie	
RICURA spag. Peka N Tropfen	→ Schleimhautaffektion	Rhinitis, Sinusitis
SE-ONSIL spag. Peka Tropfen	→ bakterielle Entzündung	Angina tonsillaris
OTIDOLO spag. Peka Ohrentropfen	→ Otitis
FEPYR spag. Peka Tropfen	→ Fieber
HABIFAC spag. Peka N Tropfen	→ Chronizität	Umstimmung

Zur Wiederherstellung der Grundregulation gehören Darmsanierung, Entgiftung und Eigenblut-behandlungen.

 Praxistipp
Persistierende Entzündungen → OPSONAT spag. Peka Mischung

Übergeordnete Zusammenhänge					
Körpersystem	6 Phasen	Planeten	Psychosomatik	Funktionskreise aus der TCM	Dispositions-mittel
Schleimhaut-system	Phase 1–3	Mars Mond	Ich brauche Pause, Reinigungsprozess	Ma/MP, Erde; Lu/Di, Metall	ITIRES spag. Peka N Tropfen

Erkältungsneigung

Basistherapie	
HABIFAC spag. Peka N Tropfen	→ Chronizität I Umstimmung
INFRAGIL spag. Peka N Tropfen / Globuli	→ Infekte

Erweiterte Therapie	
Ailgeno spag. Peka Tropfen	→ Milz I Roborantium
ITIRES spag. Peka N Tropfen	→ Lymphsystem
OPSONAT spag. Peka Mischung	→ Entzündungen
MUCAN spag. Peka Tropfen	→ Schleimhautsanierung, Mykosen

Zur Wiederherstellung der Grundregulation gehören Darmsanierung, Entgiftung und Eigenblutbehandlungen.

 Praxistipp
Bei rezidivierenden Schleimhautentzündungen → VERINTEX spag. Peka lokal anwenden

Übergeordnete Zusammenhänge					
Körpersystem	6 Phasen	Planeten	Psychosomatik	Funktionskreise aus der TCM	Dispositionsmittel
Infektionen	Phase 1–6	Mond Saturn Jupiter	Abgrenzungsthemen, Nase voll, Ich Schwäche	Ma/MP, Erde; Lu/Di, Metall	AILGENO spag. Peka Tropfen

Erschöpfungssyndrom

Basistherapie	
NEUREG spag. Peka Mischung	→ Neurovegetativum I Erschöpfung
JUVE-CAL spag. Peka NR Mischung	→ Aufbaumittel
AILGENO spag. Peka Tropfen	→ Milz I Roborantium

Erweiterte Therapie	
P-sta spag. Peka Tropfen	→ Neurovegetativum I Dysbalance I Ängste
SECELO spag. Peka Tropfen	→ Neurovegetativum I Unruhe
SOMCUPIN spag. Peka N Tropfen	→ Neurovegetativum I Schlafstörungen

Zur Wiederherstellung der Grundregulation gehören Darmsanierung, Entgiftung und Eigenblutbehandlungen.

 Praxistipp
Edelsteinbalsam Nr. 3 und 1 (Stirn- und Brustbereich)

Übergeordnete Zusammenhänge					
Körpersystem	6 Phasen	Planeten	Psychosomatik	Funktionskreise aus der TCM	Dispositions- mittel
Neuro-Psycho- emotionale Störungen	Phase 1–6	Saturn	Keiner hört mich, gelähmter Wille, sich ausgenutzt fühlen	Ma/MP, Erde; He/Dü, Feuer	P-sta spag. Peka Tropfen

Erysipel

Basistherapie	
CUTRO spag. Peka Tropfen	→ Haut
OPSONAT spag. Peka Mischung	→ Entzündung
INFRAGIL spag. Peka N Tropfen / Globuli	→ Infekte

Lokale Therapie	
CUTION spag. Peka Lotion	→ Haut I hoher Wasseranteil
CUTRAL spag. Peka Salbe	→ Haut I hoher Fettanteil
LAEVUL spag. Peka N Salbe	→ Wund- und Heilsalbe

Erweiterte Therapie	
AILGENO spag. Peka Tropfen	→ Milz I Roborantium
SE-ONSIL spag. Peka Tropfen	→ bakterielle Entzündung

ⓘ **Beachte**
Dauerantibiose führt möglicherweise zu einer nachhaltigen Milieustörung

📌 **Praxistipp**
SE-ONSIL spag. Peka mit Sprühkopf versehen und lokal anwenden

Übergeordnete Zusammenhänge					
Körpersystem	6 Phasen	Planeten	Psychosomatik	Funktionskreise aus der TCM	Dispositions-mittel
Haut/ Schleimhaut, Infektionen	Phase 1–6	Mars Saturn	Selbstschutz, fühlt sich angegriffen	Lu/Di, Metall	OPSONAT spag. Peka Mischung

Fasziitis

Basistherapie	
AREUTID spag. Peka N Tropfen	→ Rheumatische und degenerative Beschwerden
OPSONAT spag. Peka Mischung	→ Entzündungen

Lokale Therapie	
FLAMYAR spag. Peka N Salbe	→ Rheumatische Beschwerden, Verletzungen
ITIRESAL spag. Peka Salbe	→ Lymphsystem

Erweiterte Therapie	
ITIRES spag. Peka N Tropfen	→ Lymphsystem
MUNDIPUR spag. Peka N Mischung	→ Stoffwechseldrainage

> **Praxistipp**
> FLAMYAR spag. Peka N Salbe und ITIRESAL spag. Peka Salbe im Wechsel

Übergeordnete Zusammenhänge					
Körpersystem	6 Phasen	Planeten	Psychosomatik	Funktionskreise aus der TCM	Dispositions-mittel
Haut/ Schleimhaut, Entzündungen	Phase 1–3	Mars Jupiter	Angst, sich zu bewegen, Unsicherheit	Le/Gb, Holz	MUNDIPUR spag. Peka N Mischung

Fieber

Basistherapie	
FEPYR spag. Peka Tropfen	→ Fieber
INFRAGIL spag. Peka N Tropfen / Globuli	→ Infekte

Erweiterte Therapie	
RICURA spag. Peka N Tropfen	→ Schleimhautaffektion I Rhinitis, Sinusitis
SE-ONSIL spag. Peka Tropfen	→ bakterielle Entzündung I Angina tonsillaris
ADOL spag.Peka N Tropfen	→ Schmerzen

Übergeordnete Zusammenhänge					
Körpersystem	6 Phasen	Planeten	Psychosomatik	Funktionskreise aus der TCM	Dispositions-mittel
Infektionen/ Immunsystem	Phase 1–6	Mars	Feuer entfachen zur Veränderung, Auseinanderset-zung mit Grenzen	Lu/Di, Metall; He/Dü, Feuer	HECHOCUR spag. Peka N Tropfen

Furunkulose

Basistherapie	
CUTRO spag. Peka Tropfen	→ Haut
INFRAGIL spag. Peka N Tropfen / Globuli	→ Infekte
OPSONAT spag. Peka Mischung	→ Entzündungen

Lokale Therapie	
CUTRAL spag. Peka Salbe	→ Haut I hoher Fettanteil
LAEVUL spag. Peka N Salbe	→ Wund- und Heilsalbe

Erweiterte Therapie	
SE-ONSIL spag. Peka Tropfen	→ bakterielle Entzündung
MUCAN spag. Peka Tropfen	→ Schleimhautsanierung, Mykosen

(!) **Beachte**
Dauerantibiose führt möglicherweise zu einer nachhaltigen Milieustörung

Zur Wiederherstellung der Grundregulation gehören Darmsanierung (Korrelation Haut / Darm), Entgiftung und Eigenblutbehandlungen.

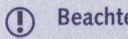 **Praxistipp**
SE-ONSIL spag. Peka mit Sprühkopf versehen und lokal anwenden

Übergeordnete Zusammenhänge					
Körpersystem	6 Phasen	Planeten	Psychosomatik	Funktionskreise aus der TCM	Dispositions- mittel
Haut/ Schleimhaut	Phase 1–6	Mars Saturn	Alles ist verboten, etwas will ausge- schieden werden, loslassen	Lu/Di, Metall	HECHOCUR spag. Peka N Tropfen

Fußpilz

→ Siehe Mykose

Gastritis

Basistherapie	
ASTO spag. Peka Tropfen	→ Magen
ASPAS spag. Peka Tropfen	→ Spasmen
P-sta spag. Peka Tropfen	→ Neurovegetativum I Dysbalance I Ängste

Erweiterte Therapie	
OPSONAT spag. Peka Mischung	→ Entzündungen
ENTREGIN spag. Peka Tropfen	→ Darmregulierung I Diarrhoe
SPECIOL spag. Peka Tropfen	→ Pankreatopathie
DALEKTRO NR Tropfen	→ Elektrolythaushalt

Zur Wiederherstellung der Grundregulation gehören Darmsanierung, Entgiftung und Eigenblutbehandlungen.

 Praxistipp
Edelsteinbalsam Nr. 3 (Solarplexusbereich)

Übergeordnete Zusammenhänge					
Körpersystem	6 Phasen	Planeten	Psychosomatik	Funktionskreise aus der TCM	Dispositionsmittel
Gastrointestinales System	Phase 1–4	Mond Mars	Heimatlosigkeit, machtlos, unter Druck, überlastet	Ma/MP, Erde	ASTO spag. Peka Tropfen

Gastroenteritis

Basistherapie	
ENTREGIN spag. Peka Tropfen	→ Darmregulierung | Diarrhoe
ASTO spag. Peka Tropfen	→ Magen
OPSONAT spag. Peka Mischung	→ Entzündungen

Erweiterte Therapie	
ASPAS spag. Peka Tropfen	→ Spasmen
ADOL spag. Peka N Tropfen	→ Schmerzen
DALEKTRO NR Tropfen	→ Elektrolythaushalt
SPECIOL spag. Peka Tropfen	→ Pankreatopathie
MUCAN spag. Peka Tropfen	→ Schleimhautsanierung, Mykosen

Übergeordnete Zusammenhänge					
Körpersystem	6 Phasen	Planeten	Psychosomatik	Funktionskreise aus der TCM	Dispositions- mittel
Gastrointesti- nales System	Phase 1–4	Mond Merkur Mars	Besessenheit, gebrochener Wille, Druck	Ma/MP, Erde	OPSONAT spag. Peka Mischung

Gelenkschwellung

Basistherapie	
AREUTID spag. Peka N Tropfen	→ Rheumatische und degenerative Beschwerden
ADOEM spag. Peka N Tropfen	→ Ödematöse Schwellungen

Lokale Therapie	
FLAMYAR spag. Peka N Salbe	→ Rheumatische Beschwerden, Verletzungen
ITIRESAL spag. Peka Salbe	→ Lymphsystem
HAESAL spag. Peka Salbe	→ Venöser Symptomkomplex

Erweiterte Therapie	
OPSONAT spag. Peka Tropfen	→ Entzündungen
MUNDIPUR spag. Peka N Mischung	→ Stoffwechseldrainage
ADOL spag. Peka N Tropfen	→ Schmerzen
ITIRES spag. Peka N Tropfen	→ Lymphsystem

Zur Wiederherstellung der Grundregulation gehören Darmsanierung, Entgiftung und Eigenblutbehandlungen.

 Praxistipp
Edelsteinbalsam Nr. 5 (Schmerzzone)

Übergeordnete Zusammenhänge					
Körpersystem	6 Phasen	Planeten	Psychosomatik	Funktionskreise aus der TCM	Dispositions- mittel
Bewegungs- apparat, Verletzungen	Phase 1–4	Jupiter Saturn	Einschränkung der Freiheit, handlungsunfähig	Le/Gb, Holz; Ma/MP, Erde	MUNDIPUR spag. Peka N Mischung

Geschwür

→ Siehe Wundheilungsstörungen

Gicht

Basistherapie	
AREUTID spag. Peka N Tropfen	→ Rheumatische und degenerative Beschwerden
MUNDIPUR spag. Peka N Mischung	→ Stoffwechseldrainage

Lokale Therapie	
FLAMYAR spag. Peka N Salbe	→ Rheumatische Beschwerden, Verletzungen

Erweiterte Therapie	
RELIX spag. Peka Tropfen	→ Niere I harnsaure Diathese
HECHOCUR spag. Peka N Tropfen	→ Leber-Galle-System

Zur Wiederherstellung der Grundregulation gehören Darmsanierung, Entgiftung und Eigenblutbehandlungen.

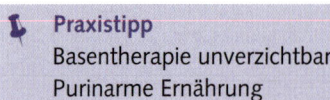

Praxistipp
Basentherapie unverzichtbar
Purinarme Ernährung

Übergeordnete Zusammenhänge					
Körpersystem	6 Phasen	Planeten	Psychosomatik	Funktionskreise aus der TCM	Dispositions-mittel
Stoffwechsel-störungen		Jupiter Saturn	Demoralisiert, unbeweglich	Ni/Bl, Wasser; Le/Gb, Holz	ASTO spag. Peka Tropfen

Gingivitis

Basistherapie	
OPSONAT spag. Peka Tropfen	→ Entzündungen

Lokale Therapie	
VULPUR spag. Peka N Tropfen	→ Mundschleimhautentzündungen

 Beachte
Zahnpasta ohne Fluor und Laurylsulfat verwenden

Zur Wiederherstellung der Grundregulation gehören Darmsanierung (Korrelation Haut / Darm), Entgiftung und Eigenblutbehandlungen.

 Praxistipp
Bei rezidivierenden Schleimhautentzündungen → VERINTEX spag. Peka lokal anwenden

Übergeordnete Zusammenhänge					
Körpersystem	6 Phasen	Planeten	Psychosomatik	Funktionskreise aus der TCM	Dispositionsmittel
Haut/ Schleimhaut, Entzündungen	Phase 1–3	Mars Mond	Muss sich durchbeißen, sich nicht abgrenzen können	Lu/Di, Metall	OPSONAT spag. Peka Mischung

Glaukom

Basistherapie	
GLETAR spag. Peka N Tropfen	→ Sekundäre Augenerkrankung | Stoffwechsel
HECHOCUR spag. Peka N Tropfen	→ Leber-Galle-System

Erweiterte Therapie	
CLAUPAREST spag. Peka N Tropfen	→ Gefäßdurchblutung | Mikrozirkulation
ADOL spag. Peka N Tropfen	→ Schmerzen

> **Praxistipp**
> Emotionale Belastungen → Leberbelastungen → P-sta spag. Peka Tropfen

Übergeordnete Zusammenhänge					
Körpersystem	6 Phasen	Planeten	Psychosomatik	Funktionskreise aus der TCM	Dispositions- mittel
Sinnesorgane	Phase 1–6	Sonne Pluto	Kann nicht hin- schauen, Vermei- den von Problemen	Le/Gb, Holz	HECHOCUR spag. Peka N Tropfen

Grippaler Infekt

Basistherapie	
INFRAGIL spag. Peka N Tropfen / Globuli	→ Infekte
RICURA spag. Peka N Tropfen	→ Schleimhautaffektion I Rhinitis, Sinusitis

Erweiterte Therapie	
SE-ONSIL spag. Peka Tropfen	→ bakterielle Entzündung I Angina tonsillaris
FEPYR spag. Peka Tropfen	→ Fieber

> ⚲ **Praxistipp**
> Im Akutfall halbstündlich/stündliche Einnahme der Mittel

Übergeordnete Zusammenhänge					
Körpersystem	6 Phasen	Planeten	Psychosomatik	Funktionskreise aus der TCM	Dispositions-mittel
Infektionen, Immunsystem	Phase 1–3 (akut), >3 (chro-nisch)	Mars	Mangel an Wärme, schwaches Durch-setzungsvermögen	Ma/MP, Erde; Lu/Di, Metall	ITIRES spag. Peka N Tropfen

Gürtelrose

→ Siehe Herpes Infektionen

Haarausfall

→ Siehe Alopezie

Hämatome

Basistherapie	
CLAUPAREST spag. Peka N Tropfen	→ Gefäßdurchblutung I Mikrozirkulation

Lokale Therapie	
FLAMYAR spag. Peka N Salbe	→ Rheumatische Beschwerden, Verletzungen
LAEVUL spag. Peka N Salbe	→ Wund- und Heilsalbe

Erweiterte Therapie	
ADOL spag. Peka N Tropfen	→ Schmerzen
HAESAL spag. Peka Salbe	→ Venöser Symptomkomplex

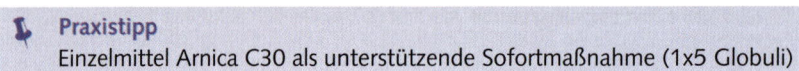

Praxistipp
Einzelmittel Arnica C30 als unterstützende Sofortmaßnahme (1x5 Globuli)

Übergeordnete Zusammenhänge					
Körpersystem	6 Phasen	Planeten	Psychosomatik	Funktionskreise aus der TCM	Dispositions-mittel
Verletzungen	Phase 1–4	Mars Jupiter	Verletztheit, sich übergangen fühlen	Le/Gb, Holz; Pe/3E, Feuer	AILGENO spag. Peka Tropfen

Hämorrhoiden

Basistherapie	
HAETRO spag. Peka Tropfen	→ Venöser Symptomkomplex
HAESUP spag. Peka Zäpfchen	→ Venöser Symptomkomplex

Lokale Therapie	
HEASAL spag. Peka Salbe	→ Venöser Symptomkomplex

Erweiterte Therapie	
HECHOCUR spag. Peka N Tropfen	→ Leber-Galle-System
VESTABIL spag. Peka Tropfen	→ Venöse Stase

Zur Wiederherstellung der Grundregulation gehören Darmsanierung, Entgiftung und Eigenblutbehandlungen.

Übergeordnete Zusammenhänge					
Körpersystem	6 Phasen	Planeten	Psychosomatik	Funktionskreise aus der TCM	Dispositionsmittel
Venöses System, Haut/ Schleimhaut	Phase 1–4	Pluto Jupiter	Pedantisch, keine Lebenslust, isoliert sein	Le/Gb, Holz; Lu/Di, Metall	ITIRES spag. Peka N Tropfen

Harnwegsinfekt

Basistherapie	
AKUTUR spag. Peka Tropfen	→ Harnwegsinfekt
AKUTUR NR Tee	→ Harnwegsinfekt
INFRAGIL spag. Peka N Tropfen / Globuli	→ Infekte

Erweiterte Therapie	
RELIX spag. Peka Tropfen	→ Niere
OPSONAT spag. Peka Tropfen	→ Entzündungen
TRIENO spag. Peka Tropfen	→ Reizblase | Inkontinenz | ängstliche Anspannung

Zur Wiederherstellung der Grundregulation gehören Darmsanierung, Entgiftung und Eigenblutbehandlungen.

Praxistipp
RICURA spag. Peka N Tropfen → Blasenkatarrh
Säurearme Ernährung

Übergeordnete Zusammenhänge					
Körpersystem	6 Phasen	Planeten	Psychosomatik	Funktionskreise aus der TCM	Dispositionsmittel
Renales/urogenitales System, Entzündungen	Akut 1–3, chronisch > 3	Venus Mars Mond	Sich schämen, Verletztheit, gelähmter Wille	Ni/Bl, Wasser; He/Dü, Feuer	OPSONAT spag. Peka Mischung

Hashimoto-Thyreoiditis

Basistherapie	
ASTRU spag. Peka Tropfen	→ Schilddrüsenregulation
OPSONAT spag. Peka Tropfen	→ Entzündungen

Erweiterte Therapie	
co-CALM spag. Peka N Tropfen	→ Herzberuhigung
P-sta spag. Peka Tropfen	→ Neurovegetativum	Dysbalance	Ängste
SECELO spag. Peka Tropfen	→ Neurovegetativum	Unruhe

ⓘ **Beachte**
Keine Immunstimulation
Grenzen der Regulationstherapie

Zur Wiederherstellung der Grundregulation gehören Darmsanierung, Entgiftung und Eigenblutbehandlungen.

🔧 **Praxistipp**
Wichtige Mineralien: Selen, Zink, Kupfer
Edelsteinbalsam Nr. 5 (Halsbereich)

Übergeordnete Zusammenhänge					
Körpersystem	6 Phasen	Planeten	Psychosomatik	Funktionskreise aus der TCM	Dispositions-mittel
Autoimmun-störung, Stoffwechsel, Entzündungen	Phase 1–6	Venus Mars Pluto	Nie ich, kein Recht auf Erfolg und Selbstausdruck	Ma/MP, Erde	AILGENO spag. Peka Tropfen

Hauterkrankungen

Basistherapie	
CUTRO spag. Peka Tropfen	→ Haut
PROAL spag. Peka N Tropfen	→ Allergien

Lokale Therapie	
CUTRAL spag. Peka Salbe	→ Haut I hoher Fettanteil
CUTION spag. Peka Lotion	→ Haut I hoher Wasseranteil

Erweiterte Therapie	
AILGENO spag. Peka Tropfen	→ Milz I Roborantium
MUCAN spag. Peka Tropfen	→ Schleimhautsanierung, Mykosen
MUNDIPUR spag. Peka N Mischung	→ Stoffwechseldrainage

Zur Wiederherstellung der Grundregulation gehören Darmsanierung (Korrelation Haut / Darm), Entgiftung und Eigenblutbehandlungen.

Praxistipp
Mineralien: Zink, Selen, Mangan
Ernährung
Hautregeneration → DERCUT Pflegesalbe

Übergeordnete Zusammenhänge					
Körpersystem	6 Phasen	Planeten	Psychosomatik	Funktionskreise aus der TCM	Dispositions-mittel
Haut/ Schleimhaut	Phase 1–6	Saturn Venus	Abgrenzung, sich abgelehnt fühlen, Verletztheit	Lu/Di, Metall	MUCAN spag. Peka Tropfen

Hepatopathie

Basistherapie	
HECHOCUR spag. Peka N Tropfen	→ Leber-Galle-System
apo-HEPAT NR Tee	→ Leber-Galle-System

Erweiterte Therapie	
SPECIOL spag. Peka Tropfen	→ Pankreatopathie
PLEVENT spag. Peka N Tropfen	→ Fettstoffwechsel

Zur Wiederherstellung der Grundregulation gehören Darmsanierung, Entgiftung und Eigenblutbehandlungen.

 Praxistipp
Edelsteinbalsam Nr. 1 (Leberregion)
Artischockensaft 2 x 1 TL tgl.

Übergeordnete Zusammenhänge					
Körpersystem	6 Phasen	Planeten	Psychosomatik	Funktionskreise aus der TCM	Dispositionsmittel
Stoffwechselstörungen	Phase 1–6	Jupiter	Wut, Ärger, mangelnde Anerkennung	Le/Gb, Holz	HECHOCUR spag. Peka N Tropfen

Herpes Infektionen

Basistherapie	
INFRAGIL spag. Peka N Tropfen / Globuli	→ Infekte
CUTRO spag. Peka Tropfen	→ Haut

Lokale Therapie	
LAEVUL spag. Peka N Salbe	→ Wund- und Heilsalbe
CUTION spag. Peka Lotion	→ Haut I hoher Wasseranteil
VULPUR spag. Peka N Tropfen	→ Mundschleimhautentzündungen

Erweiterte Therapie	
HABIFAC spag. Peka N Tropfen	→ Chronizität I Umstimmung
OPSONAT spag. Peka Mischung	→ Entzündungen

Zur Wiederherstellung der Grundregulation gehören Darmsanierung (Korrelation Haut / Darm), Entgiftung und Eigenblutbehandlungen.

 Praxistipp
VERINTEX spag. Peka Tropfen lokal anwenden

Übergeordnete Zusammenhänge					
Körpersystem	6 Phasen	Planeten	Psychosomatik	Funktionskreise aus der TCM	Dispositions-mittel
Haut/ Schleimhaut, Immunsystem	Phase 1–6	Venus Saturn Mars	Ich-Grenze, Opferhaltung, keine Selbstliebe	Lu/Di, Metall; Ma/MP, Erde	VERINTEX spag. Peka Tropfen

Herzneurose (Cor nervosum)

Basistherapie	
co-CALM spag. Peka N Tropfen	→ Herzberuhigung
P-sta spag. Peka Tropfen	→ Neurovegetativum I Dysbalance I Ängste

Erweiterte Therapie	
CANGUST spag. Peka N Tropfen	→ Herz- und Gefäßstabilisierung
CANOMA spag. Peka Tropfen	→ Herz- und Kreislaufregulation
SECELO spag. Peka Tropfen	→ Neurovegetativum I Unruhe
SOMCUPIN spag. Peka N Tropfen	→ Neurovegetativum I Schlafstörungen

🖈 **Praxistipp**
Edelsteinbalsam Nr. 4 (Herzbereich)

Übergeordnete Zusammenhänge					
Körpersystem	6 Phasen	Planeten	Psychosomatik	Funktionskreise aus der TCM	Dispositions-mittel
Neuro-Psycho-emotionale Störungen	Phase 1–6	Sonne	Furcht vor Freude, Rhythmusverlust, gebrochenes Vertrauen, Traurigkeit	He/Dü, Feuer; Ni/Bl, Wasser	P-sta spag. Peka Tropfen

Herzrhythmusstörungen

Basistherapie	
co-CALM spag. Peka N Tropfen	→ Herzberuhigung
CANOMA spag. Peka Tropfen	→ Herz- und Kreislaufregulation

Erweiterte Therapie	
ASTRU spag. Peka Tropfen	→ Schilddrüsenregulation

⊙ Beachte
Zahnherde ausschließen
WS-Blockaden lösen

⚑ Praxistipp
Nutritive Toleranzstörungen → Herz/Dünndarm → PROAL spag. Peka N Tropfen
Edelsteinbalsam Nr. 4

Übergeordnete Zusammenhänge					
Körpersystem	6 Phasen	Planeten	Psychosomatik	Funktionskreise aus der TCM	Dispositions-mittel
Herz-Kreislauf	Phase 1–6	Sonne Saturn	Abgrenzung, Selbstschutz, Rhythmussuche, eingeengt	He/Dü, Feuer; Pe/3E, Feuer	KLIFE spag. Peka Tropfen

Herzschwäche

Basistherapie	
CANGUST spag. Peka N Tropfen	→ Herz- und Gefäßstabilisierung
CANOMA spag. Peka	→ Herz- und Kreislaufregulation

Erweiterte Therapie	
ADOEM spag. Peka N Tropfen	→ Ödematöse Schwellungen
RELIX spag. Peka Tropfen	→ Niere
AILGENO spag. Peka	→ Milz ǀ Roborantium

 Praxistipp
Edelsteinbalsam Nr. 4 und Nr. 1

Übergeordnete Zusammenhänge					
Körpersystem	6 Phasen	Planeten	Psychosomatik	Funktionskreise aus der TCM	Dispositions-mittel
Herz-Kreislauf	Phase 1–6	Sonne	Furcht vor Freude, sich ausgenutzt fühlen	He/Dü, Feuer; Pe/3E, Feuer	P-sta spag. Peka Tropfen

Hitzewallungen

Basistherapie	
KLIFE spag. Peka Tropfen	→ Hormonsystem I Regulation
delima Kapseln	→ Klimakterische Beschwerden

Erweiterte Therapie	
HECHOCUR spag. Peka N Tropfen	→ Leber-Galle-System
AILGENO spag. Peka Tropfen	→ Milz I Roborantium

> **Praxistipp**
> Aderlass nach Hildegard von Bingen

Übergeordnete Zusammenhänge					
Körpersystem	6 Phasen	Planeten	Psychosomatik	Funktionskreise aus der TCM	Dispositions-mittel
Gynäkologie	Phase 1–6	Mars Venus	Selbstakzeptanz, Angst vor Veränderung, Ablehnung	Le/Gb, Holz	KLIFE spag. Peka Tropfen

Hormonelle Dysregulation

Basistherapie	
ASTRU spag. Peka Tropfen	→ Schilddrüsenregulation
KLIFE spag. Peka Tropfen	→ Hormonsystem I Regulation

Erweiterte Therapie	
AILGENO spag. Peka Tropfen	→ Milz I Roborantium
UPELVA spag. Peka N Tropfen	→ PMS

Zur Wiederherstellung der Grundregulation gehören Darmsanierung, Entgiftung und Eigenblutbehandlungen.

Übergeordnete Zusammenhänge					
Körpersystem	6 Phasen	Planeten	Psychosomatik	Funktionskreise aus der TCM	Dispositionsmittel
Hormonsystem	Phase 1–6	Venus	Selbstannahme, abhängig sein	Ma/MP, Erde	KLIFE spag. Peka Tropfen

Hyperhidrosis

Basistherapie	
PEKANA-Entgiftung	→ Siehe Kapitel 3.1.2

Erweiterte Therapie	
SECELO spag. Peka Tropfen	→ Neurovegetativum I Unruhe
RELIX spag. Peka Tropfen	→ Niere

Zur Wiederherstellung der Grundregulation gehören Darmsanierung, Entgiftung und Eigenblut-behandlungen.

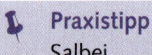

Praxistipp
Salbei

Übergeordnete Zusammenhänge					
Körpersystem	6 Phasen	Planeten	Psychosomatik	Funktionskreise aus der TCM	Dispositions-mittel
Stoffwechsel	Phase 1–6	Mond Jupiter	Selbstausdruck, Unsicherheit, machtlos	Ma/MP, Erde; Lu/Di, Metall; Ni/Bl, Wasser	ADOEM spag. Peka N Tropfen

Hypertonie

Basistherapie	
co-HYPERT spag. Peka Tropfen	→ Hypertonie

Erweiterte Therapie	
CANOMA spag. Peka Tropfen	→ Herz- und Kreislaufregulation
CANGUST spag. Peka N Tropfen	→ Herz- und Gefäßstabilisierung
P-sta spag. Peka Tropfen	→ Neurovegetativum I Dysbalance I Ängste
RELIX spag. Peka Tropfen	→ Niere
CLAUPAREST spag. Peka N Tropfen	→ Gefäßdurchblutung I Mikrozirkulation

Zur Wiederherstellung der Grundregulation gehören Darmsanierung, Entgiftung und Eigenblutbehandlungen.

 Praxistipp
Aderlass nach Hildegard von Bingen
Edelsteinbalsam Nr. 3

Übergeordnete Zusammenhänge					
Körpersystem	6 Phasen	Planeten	Psychosomatik	Funktionskreise aus der TCM	Dispositions-mittel
Herz-Kreislauf	Phase 1–6	Mars Sonne	Unter Druck stehen, sich selbst unter Druck setzen, Selbstausdruck	Le/Gb, Holz; Pe/3E, Feuer	AILGENO spag. Peka Tropfen

Hypotonie

Basistherapie	
co-HYPOT spag. Peka Tropfen	→ Hypotonie

Erweiterte Therapie	
NEUREG spag. Peka Saft	→ Neurovegetativum I Erschöpfung
DALEKTRO NR Tropfen	→ Elektrolythaushalt
FEDON spag. Peka N Tropfen	→ Eisenhaushalt

Praxistipp
20 Tropfen co-HYPOT spag. Peka Tropfen vor dem Aufstehen einnehmen

Übergeordnete Zusammenhänge					
Körpersystem	6 Phasen	Planeten	Psychosomatik	Funktionskreise aus der TCM	Dispositions-mittel
Herz-Kreislauf	Phase 1–6	Mond Sonne	Ich-Schwäche, Unsicherheit, Mangel an Durch-setzungsvermögen	He/Dü, Feuer; Pe/3E, Feuer	DALEKTRO NR Tropfen

Inkontinenz

Basistherapie	
TRIENO spag. Peka Tropfen	→ Reizblase I Inkontinenz I ängstliche Anspannung

Erweiterte Therapie	
PROSCENAT spag. Peka Tropfen	→ Urogenitalsystem I Prostata
AKUTUR spag. Peka Tropfen	→ Harnwegsinfekt
P-sta spag. Peka Tropfen	→ Neurovegetativum I Dysbalance I Ängste

Übergeordnete Zusammenhänge					
Körpersystem	6 Phasen	Planeten	Psychosomatik	Funktionskreise aus der TCM	Dispositions-mittel
Renales/ urogenitales System	Phase 1–6	Mond Pluto	Grenzen zerfließen, Unsicherheit	Ni/Bl, Wasser	MUNDIPUR spag. Peka N Mischung

Insektenstich

Basistherapie	
PROAL spag. Peka N Tropfen	→ Allergien

Lokale Therapie	
CUTION spag. Peka Lotion	→ Haut I hoher Wasseranteil
CUTRAL spag. Peka Salbe	→ Haut I hoher Fettanteil
LAEVUL spag. Peka N Salbe	→ Wund- und Heilsalbe

Erweiterte Therapie	
CUTRO spag. Peka Tropfen	→ Haut

Praxistipp
TO-EX spag. Peka N Tropfen → Akuteinsatz (z. B. nach Stichen und bei starken Schwellungen) Einzelmittel Apis

Übergeordnete Zusammenhänge					
Körpersystem	6 Phasen	Planeten	Psychosomatik	Funktionskreise aus der TCM	Dispositions-mittel
Haut/ Schleimhaut, Entzündungen	Phase 1–3	Mars	Angegriffenheit, Schreck	Lu/Di, Metall	VERINTEX spag. Peka Tropfen

Irritable Bowel Syndrome

→ Siehe Reizdarm-Syndrom

Ischialgie

Basistherapie	
ADOL spag. Peka N Tropfen	→ Schmerzen

Lokale Therapie	
FLAMYAR spag. Peka N Salbe	→ Rheumatische Beschwerden, Verletzungen

Erweiterte Therapie	
AREUTID spag. Peka N Tropfen	→ Rheumatische und degenerative Beschwerden
MUNDIPUR spag. Peka N Mischung	→ Stoffwechseldrainage

↳ Praxistipp
Osteopathie
Edelsteinbalsam Nr. 2 (Schmerzregion)

Übergeordnete Zusammenhänge					
Körpersystem	6 Phasen	Planeten	Psychosomatik	Funktionskreise aus der TCM	Dispositionsmittel
Neuralgien, Entzündungen	Phase 1–6	Mars Jupiter	Etwas bricht das Kreuz, kann den Weg nicht gehen, Einschränkung, machtlos	Ni/Bl, Wasser; Le/Gb, Holz	HECHOCUR spag. Peka N Tropfen

Katarakt

→ Siehe Bindegewebsassoziierte Störungen
→ Siehe Sehstörungen

Keloide

Basistherapie	
KELAN spag. Peka Salbe	→ Narbenbehandlung

Erweiterte Therapie	
MUNDIPUR spag. Peka N Mischung	→ Stoffwechseldrainage
AILGENO spag. Peka Tropfen	→ Milz	Roborantium
LAEVUL spag. Peka N Salbe	→ Wund- und Heilsalbe

Übergeordnete Zusammenhänge					
Körpersystem	6 Phasen	Planeten	Psychosomatik	Funktionskreise aus der TCM	Dispositions-mittel
Haut/ Schleimhaut	Phase 3–4	Saturn	Chron. Kummer, Verletztheit	Ni/Bl, Wasser; Lu/Di, Metall; Ma/MP, Erde	VERINTEX spag. Peka Tropfen

Klimakterische Beschwerden

Basistherapie	
KLIFE spag. Peka Tropfen	→ Hormonsystem I Regulation
delima Kapseln	→ klimakterische Beschwerden
P-sta spag. Peka Tropfen	→ Neurovegetativum I Dysbalance I Ängste

Lokale Therapie	
delima feminin Zäpfchen	→ Vaginalschleimhaut

Erweiterte Therapie	
FEDON spag. Peka N Tropfen	→ Eisenhaushalt

ⓘ **Beachte**
KLIFE spag. Peka Tropfen können bis zur vollen Entfaltung 2–3 Wochen Vorlaufzeit benötigen

Zur Wiederherstellung der Grundregulation gehören Darmsanierung, Entgiftung und Eigenblutbehandlungen.

🔖 **Praxistipp**
Edelsteinbalsam Nr. 1 Unterbauch

Übergeordnete Zusammenhänge					
Körpersystem	6 Phasen	Planeten	Psychosomatik	Funktionskreise aus der TCM	Dispositionsmittel
Gynäkologie	Phase 1–6	Venus Mond	Veränderung, seelische Erntezeit	Le/Gb, Holz; Ma/MP, Erde	KLIFE spag. Peka Tropfen

Koliken

Basistherapie	
ASPAS spag. Peka Tropfen	→ Spasmen
ADOL spag. Peka N Tropfen	→ Schmerzen

Erweiterte Therapie	
ENTREGIN spag. Peka Tropfen	→ Darmregulierung | Diarrhoe
DEFAETON spag. Peka N Tropfen	→ Darmregulierung | Obstipation
ASTO spag. Peka Tropfen	→ Magen
DALEKTRO NR Tropfen	→ Elektrolythaushalt

Praxistipp
Edelsteinbalsam Nr. 3 (Bauchbereich)

Übergeordnete Zusammenhänge					
Körpersystem	6 Phasen	Planeten	Psychosomatik	Funktionskreise aus der TCM	Dispositions-mittel
Gastrointesti-nales System	Phase 1–6	Mars Saturn	Machtlos, unter Druck, sich nicht abgrenzen können	Ma/MP, Erde; Le/Gb, Holz	ASTO spag. Peka Tropfen

Konjunktivitis

Basistherapie	
OPSONAT spag. Peka Mischung	→ Entzündungen
RICURA spag. Peka N Tropfen	→ Schleimhautaffektion I Rhinitis, Sinusitis

Erweiterte Therapie	
MUNDIPUR spag. Peka N Mischung	→ Stoffwechseldrainage

Praxistipp
Bezug Konjunktiva/Blase → AKUTUR spag. Peka Tropfen

Übergeordnete Zusammenhänge					
Körpersystem	6 Phasen	Planeten	Psychosomatik	Funktionskreise aus der TCM	Dispositions-mittel
Haut/ Schleimhaut, Entzündungen	Phase 1–6	Mars Sonne	Wahrnehmungs-probleme, „ich kann es nicht sehen"	Le/Gb, Holz; Lu/Di, Metall	OPSONAT spag. Peka Mischung

Konzentrationsstörungen

Basistherapie	
P-sta spag. Peka Tropfen	→ Neurovegetativum I Dysbalance I Ängste
SECELO spag. Peka Tropfen	→ Neurovegetativum I Unruhe

Erweiterte Therapie	
AILGENO spag. Peka	→ Milz I Roborantium
JUVE-CAL spag. Peka NR Mischung	→ Aufbaumittel

Übergeordnete Zusammenhänge					
Körpersystem	6 Phasen	Planeten	Psychosomatik	Funktionskreise aus der TCM	Dispositions-mittel
Neuro-Psycho-emotionale Störungen	Phase 1–6	Neptun	Reizüberflutung führt zu mangeln-der Persönlichkeits-wahrnehmung, Verlust der Fähig-keit, Wesentliches zu sehen	He/Dü, Feuer; Ni/Bl, Wasser	AILGENO spag. Peka Tropfen

Kopfschmerzen

Basistherapie	
ADOL spag. Peka N Tropfen	→ Schmerzen

Erweiterte Therapie	
Organbezogene Differenzierungen:	
Blasenkopfschmerz	
RELIX spag. Peka Tropfen	→ Niere
AKUTUR spag. Peka Tropfen	→ Harnwegsinfekt
TRIENO spag. Peka Tropfen	→ Reizblase | Inkontinenz | ängstliche Anspannung
Gallenblasenkopfschmerz	
HECHOCUR spag. Peka N Tropfen	→ Leber-Galle-System
PLEVENT spag. Peka N Tropfen	→ Fettstoffwechsel
Leberkopfschmerz:	
HECHOCUR spag. Peka N Tropfen	→ Leber-Galle-System
SPECIOL spag. Peka Tropfen	→ Pankreatopathie
Magenkopfschmerz:	
ASTO spag. Peka Tropfen	→ Magen
ASPAS spag. Peka Tropfen	→ Spasmen
Alimentäre Kopfschmerzen:	
PROAL spag. Peka N Tropfen	→ Allergie
ENTREGIN spag. Peka Tropfen	→ Darmregulierung | Diarrhoe

Zur Wiederherstellung der Grundregulation gehören Darmsanierung, Entgiftung und Eigenblutbehandlungen.

Praxistipp
Ausreichende Trinkmenge
Edelsteinbalsam Nr. 6 (Stirnbereich und Schläfen)

Übergeordnete Zusammenhänge					
Körpersystem	6 Phasen	Planeten	Psychosomatik	Funktionskreise aus der TCM	Dispositionsmittel
Stoffwechsel, Bewegungsapparat, Nervensystem	Phase 1–6	Mars Mond	Umgang mit Anspannung, Dysbalance von Emotion und mentaler Aktivität „Reizverdauung"	Le/Gb, Holz; Ma/MP, Erde; Ni/Bl, Wasser	ADOEM spag. Peka N Tropfen

Krupp

Basistherapie	
ATUSTRO spag. Peka Tropfen	→ Husten	Krupphusten

Erweiterte Therapie	
DEAS spag. Peka N Tropfen	→ Asthma
ASPAS spag. Peka Tropfen	→ Spasmen
ATUSA spag. Peka Mischung	→ Husten	Reizhusten
INFRAGIL spag. Peka N Tropfen / Globuli	→ Infekte

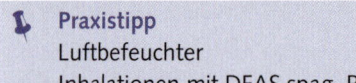 **Praxistipp**
Luftbefeuchter
Inhalationen mit DEAS spag. Peka N Tropfen

Übergeordnete Zusammenhänge					
Körpersystem	6 Phasen	Planeten	Psychosomatik	Funktionskreise aus der TCM	Dispositions-mittel
Obere Atemwege, Entzündungen	Phase 1–6	Merkur Saturn	Das Leben ist zu „eng", ich kann nicht atmen, keine Luft holen	Lu/Di, Metall; Ni/Bl, Wasser	VERINTEX spag. Peka Tropfen

Laryngitis

Basistherapie	
RICURA spag. Peka N Tropfen	→ Schleimhautaffektion I Rhinitis, Sinusitis
INFRAGIL spag. Peka N Tropfen / Globuli	→ Infekte

Erweiterte Therapie	
SE-ONSIL spag. Peka Tropfen	→ bakterielle Entzündung
ATUSA spag. Peka Mischung	→ Husten I Reizhusten
OPSONAT spag. Peka Mischung	→ Entzündungen

Praxistipp
Edelsteinbalsam Nr. 5 (Halsbereich)

Übergeordnete Zusammenhänge					
Körpersystem	6 Phasen	Planeten	Psychosomatik	Funktionskreise aus der TCM	Dispositions-mittel
Obere Atemwege, Entzündungen	Phase 1–3	Venus Mars Merkur	Sprachlosigkeit der Seele, Schwierigkeiten des Selbstausdruckes, Kommunikationsprobleme	Ma/MP, Erde; Lu/Di, Metall	OPSONAT spag. Peka Mischung

Lebererkrankungen

→ Siehe Hepatopathie

Lumbago („Hexenschuss")

Basistherapie	
AREUTID spag. Peka N Tropfen	→ Rheumatische und degenerative Beschwerden
ADOL spag. Peka N Tropfen	→ Schmerzen

Lokale Therapie	
FLAMYAR spag. Peka N Salbe	→ Rheumatische Beschwerden, Verletzungen

ℓ **Praxistipp**
Edelsteinbalsam Nr. 2

Übergeordnete Zusammenhänge					
Körpersystem	6 Phasen	Planeten	Psychosomatik	Funktionskreise aus der TCM	Dispositions-mittel
Neuralgien	Phase 1–6	Mars Jupiter	Plötzliche Korrektur des Weges, Ruhe-bedürfnis der Seele, handlungsunfähig	Ni/Bl, Wasser; Le/Gb, Holz	MUNDIPUR spag. Peka N Mischung

Lymphatische Erkrankungen

Basistherapie	
ITIRES spag. Peka N Tropfen	→ Lymphsystem

Lokale Therapie	
ITIRESAL spag. Peka Salbe	→ Lymphsystem

Erweiterte Therapie	
AILGENO spag. Peka Tropfen	→ Milz I Roborantium
HABIFAC spag. Peka N Tropfen	→ Chronizität I Umstimmung
TO-EX spag. Peka N Tropfen	→ Gewebeentgiftung
OPSONAT spag. Peka Mischung	→ Entzündungen

Zur Wiederherstellung der Grundregulation gehören Darmsanierung, Entgiftung und Eigenblutbehandlungen.

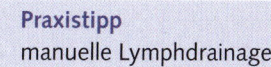 **Praxistipp**
manuelle Lymphdrainage

Übergeordnete Zusammenhänge					
Körpersystem	6 Phasen	Planeten	Psychosomatik	Funktionskreise aus der TCM	Dispositions-mittel
Lymphsystem	Phase 1–6	Mond Merkur	Seelische Verdauung, Auseinander-setzung mit Feinstofflichkeit	Ma/MP, Erde	ITIRES spag. Peka N Tropfen

Magengeschwür

Basistherapie	
ASTO spag. Peka Tropfen	→ Magen
OPSONAT spag. Peka Mischung	→ Entzündungen

Erweiterte Therapie	
P-sta spag. Peka Tropfen	→ Neurovegetativum I Dysbalance I Ängste
ASPAS spag. Peka Tropfen	→ Spasmen

ⓘ **Beachte**
Mögliche Säureverschiebung ins Gewebe durch andauernde Säureblockade

Zur Wiederherstellung der Grundregulation gehören Darmsanierung, Entgiftung und Eigenblutbehandlungen.

🖈 **Praxistipp**
ASPAS spag. Peka Tropfen in apo-STOM Tee
Basentherapie
Edelsteinbalsam Nr. 3

Übergeordnete Zusammenhänge					
Körpersystem	6 Phasen	Planeten	Psychosomatik	Funktionskreise aus der TCM	Dispositions-mittel
Neuro-Psycho-emotionale Störungen, gastrointestinales System	Phase 3–6	Mond Mars	Überlastet, Überfordert, unter Druck, seelisch heimatlos	Ma/MP, Erde	P-sta spag. Peka Tropfen

Mandelentzündung

→ Siehe Angina Tonsillaris

Mastopathie

Basistherapie	
UPELVA spag. Peka N Tropfen	→ PMS
ITIRES spag. Peka N Tropfen	→ Lymphsystem

Lokale Therapie	
ITIRESAL spag. Peka Salbe	→ Lymphsystem

Erweiterte Therapie	
TO-EX spag. Peka N Tropfen	→ Gewebeentgiftung

Praxistipp
Ergänzend DEFAETON spag. Peka N Tropfen → Yamswurzel

Übergeordnete Zusammenhänge					
Körpersystem	6 Phasen	Planeten	Psychosomatik	Funktionskreise aus der TCM	Dispositions-mittel
Gynäkologie	Phase 4–6	Mond Venus Merkur	Überfürsorge, Thema der „Mütterlichkeit"	Ma/MP, Erde	KLIFE spag. Peka Tropfen

Matrixbelastung

→ Siehe Bindegewebsassoziierte Störungen

Menorrhagie, Metrorrhagie

→ Siehe auch Dysmenorrhoe

Basistherapie	
UPELVA spag. Peka N Tropfen	→ PMS
ASPAS spag. Peka Tropfen	→ Spasmen

Erweiterte Therapie	
CLAUPAREST spag. Peka N Tropfen	→ Gefäßdurchblutung I Regulation
FEDON spag. Peka N Tropfen	→ Eisenhaushalt

ⓘ **Beachte**
Causa abklären

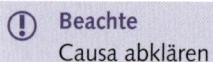 **Praxistipp**
UPELVA spag. Peka N Tropfen kurmäßig anwenden → Zyklus beobachten
VULPUR spag. Peka N Tropfen → übermäßige Blutung (2 stündlich 20 Tropfen)

Übergeordnete Zusammenhänge					
Körpersystem	6 Phasen	Planeten	Psychosomatik	Funktionskreise aus der TCM	Dispositions-mittel
Gynäkologie	Phase 1–6	Venus Mond	Weiblichkeit, Schöpfungsthemen	Ma/MP, Erde; Le/Gb, Holz	VERINTEX spag. Peka Tropfen

Menstruationsstörungen

→ Siehe Dysmenorrhoe

Menstruelles Syndrom

→ Siehe Dysmenorrhoe

Meteorismus

Basistherapie	
HECHOCUR spag. Peka N Tropfen	→ Leber-Galle-System
SPECIOL spag. Peka Tropfen	→ Pankreatopathie

Erweiterte Therapie	
ENTREGIN spag. Peka Tropfen	→ Darmregulierung I Diarrhoe
DEFAETON spag. Peka N Tropfen	→ Darmregulierung I Obstipation

> **Beachte**
> Roemheldsyndrom

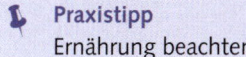

> **Praxistipp**
> Ernährung beachten

Übergeordnete Zusammenhänge					
Körpersystem	6 Phasen	Planeten	Psychosomatik	Funktionskreise aus der TCM	Dispositions-mittel
Gastrointesti-nales System	Phase 1–6	Pluto Merkur	Unzufriedenheit, Lebensverdauung, Opferrolle	Ma/MP, Erde	AILGENO spag. Peka Tropfen

Migräne

→ Siehe auch Kopfschmerzen

Basistherapie	
ADOL spag. Peka N Tropfen	→ Schmerzen
ASPAS spag. Peka Tropfen	→ Spasmen
CLAUPAREST spag. Peka N Tropfen	→ Gefäßdurchblutung | Mikrozirkulation

Erweiterte Therapie
→ Siehe Kopfschmerzen

Zur Wiederherstellung der Grundregulation gehören Darmsanierung, Entgiftung und Eigenblutbehandlungen.

 Praxistipp
Edelsteinbalsam Nr. 6 (Stirnbereich)

Übergeordnete Zusammenhänge					
Körpersystem	6 Phasen	Planeten	Psychosomatik	Funktionskreise aus der TCM	Dispositionsmittel
Stoffwechsel	Phase 1–6	Mars Uranus	Mentale Reizverarbeitung, Überforderung, Dysbalance (Stoffwechsel, hormonell)	Le/Gb, Holz; Ma/MP, Erde	ADOEM spag. Peka N Tropfen

Morbus Bechterew

Basistherapie	
AREUTID spag. Peka N Tropfen	→ Rheumatische und degenerative Beschwerden

Lokale Therapie	
Akut	
FLAMYAR spag. Peka N Salbe	→ Rheumatische Beschwerden, Verletzungen
Chronisch	
ZELLORAN spag. Peka Salbe	→ Zellregeneration

Erweiterte Therapie	
Akut	
OPSONAT spag. Peka Mischung	→ Entzündungen
ADOL spag. Peka N Tropfen	→ Schmerzen
Chronisch	
MUNDIPUR spag. Peka N Mischung	→ Stoffwechseldrainage
OSS-regen spag. Peka Tropfen	→ Knochenstoffwechsel
DIFOSS spag. Peka N Globuli	→ Zahnung	Knochenprozesse

Zur Wiederherstellung der Grundregulation gehören Darmsanierung, Entgiftung und Eigenblutbehandlungen.

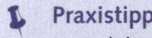

Praxistipp
In Anlehung an TCM → Kräftigung Niere/Blase → RELIX spag. Peka Tropfen
Lokal → Blasenmeridian → ZELLORAN spag. Peka Salbe

Übergeordnete Zusammenhänge					
Körpersystem	6 Phasen	Planeten	Psychosomatik	Funktionskreise aus der TCM	Dispositionsmittel
Degenerative Wirbelsäulenerkrankungen, Autoimmunstörung	Phase 3–6	Saturn	Verleugnung des seelischen Weges	Le/Gb, Holz; Ni/Bl, Wasser	MUNDIPUR spag. Peka N Mischung

Morbus Crohn

Basistherapie	
OPSONAT spag. Peka Mischung	→ Entzündungen
ENTREGIN spag. Peka Tropfen	→ Darmregulierung | Diarrhoe

Erweiterte Therapie	
P-sta spag. Peka Tropfen	→ Neurovegetativum | Dysbalance | Ängste
HECHOCUR spag. Peka N Tropfen	→ Leber-Galle-System
SPECIOL spag. Peka Tropfen	→ Pankreatopathie
DEFAETON spag. Peka N Tropfen	→ Darmregulierung | Obstipation
MUCAN spag. Peka Tropfen	→ Schleimhautsanierung | Mykose

(!) **Beachte**
Keine lebenden Keime verabreichen!

Zur Wiederherstellung der Grundregulation gehören Darmsanierung, Entgiftung und Eigenblutbehandlungen.

Praxistipp
Entzündung der Schleimhäute und Blutungen → VULPUR spag. Peka N Tropfen

Übergeordnete Zusammenhänge					
Körpersystem	6 Phasen	Planeten	Psychosomatik	Funktionskreise aus der TCM	Dispositions-mittel
Intestinales System, Milieustörung	Phase 1–6	Merkur Pluto Mars	Verdauen von Lebensereignissen, Dogmatismus, Zwanghaftigkeit, Loslassen	Ma/MP, Erde	AILGENO spag. Peka Tropfen

Muskelkrämpfe

→ Siehe Muskeltonusstörung

Muskuläre Verspannungen

Basistherapie	
ASPAS spag. Peka Tropfen	→ Spasmen
AREUTID spag. Peka N Tropfen	→ Rheumatische und degenerative Beschwerden

Lokale Therapie	
FLAMYAR spag. Peka N Salbe	→ Rheumatische Beschwerden, Verletzungen

Erweiterte Therapie	
DALEKTRO NR Tropfen	→ Elektrolythaushalt

Zur Wiederherstellung der Grundregulation gehören Darmsanierung, Entgiftung und Eigenblutbehandlungen.

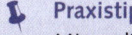

Praxistipp
Mineralien
Basentherapie
Leberstärkung → HECHOCUR spag. Peka N Tropfen
Edelsteinbalsam Nr. 2 und 6 auf die Region

Übergeordnete Zusammenhänge					
Körpersystem	6 Phasen	Planeten	Psychosomatik	Funktionskreise aus der TCM	Dispositions-mittel
Bewegungs-apparat, Stoffwechsel	Phase 1–6	Mars Jupiter Merkur	Angst, auf eigenen Füßen zu stehen, Stolz	Le/Gb, Holz	MUNDIPUR spag. Peka N Mischung

Mykosen

→ Siehe auch Soor

Basistherapie	
MUCAN spag. Peka Tropfen	→ Schleimhautsanierung, Mykosen
HABIFAC spag. Peka N Tropfen	→ Chronizität	Umstimmung

Lokale Therapie	
DEMYC spag. Peka N Tropfen äußerlich	→ Begleitmykose

Erweiterte Therapie	
OPSONAT spag. Peka Mischung	→ Entzündungen
CUTRO spag. Peka Tropfen	→ Haut

Zur Wiederherstellung der Grundregulation gehören Darmsanierung, Entgiftung und Eigenblutbehandlungen.

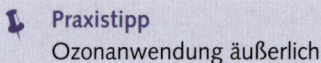

Praxistipp
Ozonanwendung äußerlich

Übergeordnete Zusammenhänge					
Körpersystem	6 Phasen	Planeten	Psychosomatik	Funktionskreise aus der TCM	Dispositionsmittel
Haut/ Schleimhaut, Milieustörung	Phase 1–6	Mond	Seelische Milieustörung, Abgrenzungsthemen	Lu/Di, Metall	AILGENO spag. Peka Tropfen

Nephropathie

Basistherapie	
RELIX spag. Peka Tropfen	→ Niere

Erweiterte Therapie	
OPSONAT spag. Peka Mischung	→ Entzündungen
AILGENO spag. Peka Tropfen	→ Milz I Roborantium

Zur Wiederherstellung der Grundregulation gehören Darmsanierung, Entgiftung und Eigenblutbehandlungen.

> **Praxistipp**
> Moxibustion
> Edelsteinbalsam Nr. 1 (Nierenbereich)

Übergeordnete Zusammenhänge					
Körpersystem	6 Phasen	Planeten	Psychosomatik	Funktionskreise aus der TCM	Dispositionsmittel
Renales System	Phase 3–6	Venus	Angst, Schuldgefühle, Enttäuschung	Ni/Bl, Wasser; Ma/MP, Erde	MUCAN spag. Peka Tropfen

Neuralgien

Basistherapie	
ADOL spag. Peka N Tropfen	→ Schmerzen

Lokale Therapie	
FLAMYAR spag. Peka N Salbe	→ Rheumatische Beschwerden, Verletzungen

Erweiterte Therapie	
DALEKTRO NR Tropfen	→ Elektrolythaushalt
BOLYMEX spag. Peka Tropfen	→ Borreliosesymptome I Neurovegetativum

> **Praxistipp**
> Virale Genese → VERINTEX spag. Peka Tropfen lokal

Übergeordnete Zusammenhänge					
Körpersystem	6 Phasen	Planeten	Psychosomatik	Funktionskreise aus der TCM	Dispositions-mittel
Nervensystem	Phase 1–6	Mars Merkur	Themen, die auf die Nerven gehen, seelische Überlastung	Le/Gb, Holz; Ni/Bl, Wasser	P-sta spag. Peka Tropfen

Neurodermitis

Basistherapie	
CUTRO spag. Peka Tropfen	→ Haut
P-sta spag. Peka Tropfen	→ Neurovegetativum I Dysbalance I Ängste

Lokale Therapie	
CUTRAL spag. Peka Salbe	→ Haut I hoher Fettanteil
CUTION spag. Peka Lotion	→ Haut I hoher Wasseranteil
DERCUT Pflegesalbe	→ Pflegesalbe

Erweiterte Therapie	
PROAL spag. Peka N Tropfen	→ Allergien

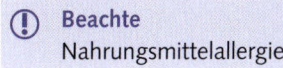

Beachte
Nahrungsmittelallergie

Zur Wiederherstellung der Grundregulation gehören Darmsanierung, Entgiftung und Eigenblutbehandlungen.

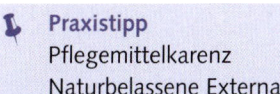

Praxistipp
Pflegemittelkarenz
Naturbelassene Externa

Übergeordnete Zusammenhänge					
Körpersystem	6 Phasen	Planeten	Psychosomatik	Funktionskreise aus der TCM	Dispositions-mittel
Haut/ Schleimhaut, Milieustörung	Phase 1–6	Saturn Uranus Mars	Abgrenzung, kein Recht auf Selbstausdruck	Lu/Di, Metall	AILGENO spag. Peka Tropfen

Neurosen

Basistherapie	
P-sta spag. Peka Tropfen	→ Neurovegetativum I Dysbalance I Ängste
NEUREG spag. Peka Mischung	→ Neurovegetativum I Erschöpfung

Erweiterte Therapie	
SECELO spag. Peka Tropfen	→ Neurovegetativum I Unruhe
SOMCUPIN spag. Peka N Tropfen	→ Neurovegetativum I Schlafstörungen

Praxistipp
Angst → Niere/Blase → TRIENO spag. Peka Tropfen

Übergeordnete Zusammenhänge					
Körpersystem	6 Phasen	Planeten	Psychosomatik	Funktionskreise aus der TCM	Dispositions-mittel
Neuro-Psycho-emotionale Störungen, Milieustörung	Phase 1–6	Uranus Mond	Angststörungen, mangelnde Fähigkeit der Seele zu folgen, Vertrauensstörung	He/Dü, Feuer; Ni/Bl, Wasser	ITIRES spag. Peka N Tropfen

Nierenerkrankungen

→ Siehe Nephropathie

Obstipation

Basistherapie	
DEFAETON spag. Peka N Tropfen	→ Darmregulierung	Obstipation
ASPAS spag. Peka Tropfen	→ Spasmen

Erweiterte Therapie	
HECHOCUR spag. Peka N Tropfen	→ Leber-Galle-System
SPECIOL spag. Peka Tropfen	→ Pankreatopathie
NEUREG spag. Peka Mischung	→ Neurovegetativum	Erschöpfung

Zur Wiederherstellung der Grundregulation gehören Darmsanierung, Entgiftung und Eigenblutbehandlungen.

Praxistipp
Bei hartnäckiger Obstipation mit Spasmen DEFAETON spag. Peka N Tropfen mit ASPAS spag. Peka Tropfen kombinieren
Auf Trinkmenge achten
Mechanische Darmreinigung

Übergeordnete Zusammenhänge					
Körpersystem	6 Phasen	Planeten	Psychosomatik	Funktionskreise aus der TCM	Dispositions-mittel
Gastrointestinales System, Milieustörung	Phase 1–6	Pluto Saturn	Loslassen	Ma/MP, Erde; Lu/Di, Metall	P-sta spag. Peka Tropfen

Ödeme

Basistherapie	
ADOEM spag. Peka N Tropfen	→ Ödematöse Schwellungen
RELIX spag. Peka Tropfen	→ Niere

Lokale Therapie	
ITIRESAL spag. Peka Salbe	→ Lymphsystem

Erweiterte Therapie	
CANOMA spag. Peka Tropfen	→ Herz- und Kreislaufregulation
VESTABIL spag. Peka Tropfen	→ Venöse Stase
ITIRES spag. Peka N Tropfen	→ Lymphsystem

Zur Wiederherstellung der Grundregulation gehören Darmsanierung, Entgiftung und Eigenblutbehandlungen.

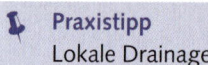

Praxistipp
Lokale Drainage

Übergeordnete Zusammenhänge					
Körpersystem	6 Phasen	Planeten	Psychosomatik	Funktionskreise aus der TCM	Dispositions-mittel
Stoffwechsel	Phase 1–6	Venus Mond	Schwierigkeiten mit dem Loslassen, in den Fluss stellen, seelische Stauung	Ma/MP, Erde	KLIFE spag. Peka Tropfen

Onkologische Begleittherapie, adjuvant

Basistherapie	
AILGENO spag. Peka Tropfen	→ Milz I Roborantium
JUVE-CAL spag. Peka NR Mischung	→ Aufbaumittel
P-sta spag. Peka Tropfen	→ Neurovegetativum I Dysbalance I Ängste

Erweiterte Therapie	
Nach Chemotherapie	
OPSONAT spag. Peka Mischung	→ Entzündungen I Schleimhaut
TO-EX spag. Peka N Tropfen	→ Gewebeentgiftung
ITIRES spag. Peka N Tropfen	→ Lymphsystem
DALEKTRO NR Tropfen	→ Elektrolythaushalt
VULPUR spag. Peka N Tropfen	→ Mundschleimhautentzündungen
Nach Radiatio – systemisch	
OPSONAT spag. Peka Mischung	→ Entzündungen
RADINEX spag. Peka Tropfen	→ Strahlenbelastung
RELIX spag. Peka Tropfen	→ Niere
VULPUR spag. Peka N Tropfen	→ Mundschleimhautentzündungen
Nach Radiatio – lokal	
CUTRAL spag. Peka Salbe	→ Haut I hoher Fettanteil
DERCUT Pflegesalbe	→ Pflegesalbe

Zur Wiederherstellung der Grundregulation gehören Darmsanierung, Entgiftung und Eigenblut-behandlungen.

 Praxistipp
Edelsteinbalsam Nr. 3 morgens und Nr. 1 abends (Brustbereich)

Übergeordnete Zusammenhänge					
Körpersystem	6 Phasen	Planeten	Psychosomatik	Funktionskreise aus der TCM	Dispositions-mittel
Hämatopoe-tisches System	Phase 4–6	Saturn Pluto Jupiter	Einzelfallabhängig	Alle Funktionskreise	P-sta spag. Peka Tropfen

Ösophagitis

Basistherapie	
OPSONAT spag. Peka Mischung	→ Entzündungen
ASTO spag. Peka Tropfen	→ Magen

Erweiterte Therapie	
RICURA spag. Peka N Tropfen	→ Schleimhautaffektion I Rhinitis, Sinusitis
PROAL spag. Peka N Tropfen	→ Allergien
P-sta spag. Peka Tropfen	→ Neurovegetativum I Dysbalance I Ängste

> ⚲ **Praxistipp**
> Basentherapie
> Bei Schleimhautblutungen → VULPUR spag. Peka N Tropfen

Übergeordnete Zusammenhänge					
Körpersystem	6 Phasen	Planeten	Psychosomatik	Funktionskreise aus der TCM	Dispositions- mittel
Gastrointesti- nales System, Entzündungen	Phase 1–3	Mars Mond	Kann den „Brocken" nicht schlucken	Ma/MP, Erde	MUCAN spag. Peka Tropfen

Osteochondrose

Basistherapie	
OSS-regen spag. Peka Tropfen	→ Knochenstoffwechsel
DIFOSS spag. Peka N Globuli	→ Zahnung	Knochenprozesse

Erweiterte Therapie	
AREUTID spag. Peka N Tropfen	→ Rheumatische und degenerative Beschwerden
MUNDIPUR spag. Peka N Mischung	→ Stoffwechseldrainage
DALEKTRO NR Tropfen	→ Elektrolythaushalt

Zur Wiederherstellung der Grundregulation gehören Darmsanierung, Entgiftung und Eigenblutbehandlungen.

Praxistipp
Niere kräftigen → innerlich RELIX spag. Peka Tropfen
Blasenmeridian lokal → ZELLORAN spag. Peka Salbe

Übergeordnete Zusammenhänge					
Körpersystem	6 Phasen	Planeten	Psychosomatik	Funktionskreise aus der TCM	Dispositions-mittel
Degenerative Wirbelsäulen-erkrankungen, Milieustörung	Phase 4–6	Saturn	Zu wenig Sonne im Herzen, traut sich nichts mehr zu	Ni/Bl, Wasser; Le/Gb, Holz	MUNDIPUR spag. Peka N Mischung

Osteoporose

Basistherapie	
OSS-regen spag. Peka Tropfen	→ Knochenstoffwechsel
DIFOSS spag. Peka N Globuli	→ Zahnung I Knochenprozesse

Lokale Therapie	
ZELLORAN spag. Peka Salbe	→ Zellregeneration

Erweiterte Therapie	
JUVE-CAL spag. Peka NR Mischung	→ Aufbaumittel
DALEKTRO NR Tropfen	→ Elektrolythaushalt
AILGENO spag. Peka Tropfen	→ Milz I Roborantium

① Beachte
Iatrogene Übersäurung
Frakturen bei man. Therapie

Zur Wiederherstellung der Grundregulation gehören Darmsanierung, Entgiftung und Eigenblut-behandlungen.

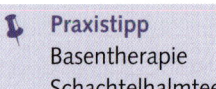 **Praxistipp**
Basentherapie
Schachtelhalmtee

Übergeordnete Zusammenhänge					
Körpersystem	6 Phasen	Planeten	Psychosomatik	Funktionskreise aus der TCM	Dispositions-mittel
Degenerative Wirbelsäulen-erkrankungen, Milieustörung	chron. (Phase 4–6)	Saturn	Lichtmangel, Empfindlichkeit	Ma/MP, Erde; Ni/Bl, Wasser	KLIFE spag. Peka Tropfen

Otitis

Basistherapie	
OTIDOLO spag. Peka Ohrentropfen	→ Otitis
INFRAGIL spag. Peka N Tropfen	→ Infekte

Lokale Therapie	
OTIDOLO spag. Peka Ohrentropfen	→ Otitis

Erweiterte Therapie	
SE-ONSIL spag. Peka Tropfen	→ bakterielle Entzündung
RICURA spag. Peka N Tropfen	→ Schleimhautaffektion I Rhinitis, Sinusitis
ITIRES spag. Peka N Tropfen	→ Lymphsystem

Zur Wiederherstellung der Grundregulation gehören Darmsanierung, Entgiftung und Eigenblutbehandlungen.

Praxistipp

OTIDOLO spag. Peka Ohrentropfen können im Bedarfsfall oral verabreicht werden (Paukenröhrchen, verletztes Trommelfell, Ergüsse....)

Zwiebelsäckchen

Übergeordnete Zusammenhänge					
Körpersystem	6 Phasen	Planeten	Psychosomatik	Funktionskreise aus der TCM	Dispositions-mittel
Sinnesorgane, Entzündungen	akut (Phase 1–3)	Mars	Hören, Gehorchen, nach innen lauschen	Lu/Di, Metall; Ni/Bl, Wasser	VERINTEX spag. Peka Tropfen

Panaritium

Basistherapie	
SE-ONSIL spag. Peka Tropfen	→ bakterielle Entzündung

Lokale Therapie	
OTIDOLO spag. Peka Ohrentropfen	→ Otitis
LAEVUL spag. Peka N Salbe	→ Wund- und Heilsalbe

Erweiterte Therapie	
OPSONAT spag. Peka Mischung	→ Entzündungen
CUTRO spag. Peka Tropfen	→ Haut
INFRAGIL spag. Peka N Tropfen / Globuli	→ Infekte

(!) **Beachte**
Lymphangitis

📌 **Praxistipp**
Äußerlich → VULPUR spag. Peka N Tropfen bei Bedarf verdünnen

Übergeordnete Zusammenhänge					
Körpersystem	6 Phasen	Planeten	Psychosomatik	Funktionskreise aus der TCM	Dispositions-mittel
Haut/ Schleimhaut, Entzündungen	Phase 1–3	Mars Saturn	Berührungsproble-me, Angst etwas anzupacken	Lu/Di, Metall	VERINTEX spag. Peka Tropfen

Pankreatopathie

Basistherapie	
SPECIOL spag. Peka Tropfen	→ Pankreatopathie
HECHOCUR spag. Peka N Tropfen	→ Leber-Galle-System

Erweiterte Therapie	
HABIFAC spag. Peka N Tropfen	→ Chronizität I Umstimmung
AILGENO spag. Peka Tropfen	→ Milz I Roborantium
TO-EX spag. Peka N Tropfen	→ Gewebeentgiftung

(!) **Beachte**
Alimentäre Ursachen

Zur Wiederherstellung der Grundregulation gehören Darmsanierung, Entgiftung und Eigenblutbehandlungen.

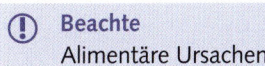 **Praxistipp**
Edelsteinbalsam Nr. 3 (Oberbauchbereich)

Übergeordnete Zusammenhänge					
Körpersystem	6 Phasen	Planeten	Psychosomatik	Funktionskreise aus der TCM	Dispositionsmittel
Gastrointestinales System	Phase 1–6	Merkur Mars	Niederes Selbstwertgefühl, nicht gut genug, sich nicht trennen können, abhängig	Ma/MP, Erde	MUCAN spag. Peka Tropfen

Parodontose / Parodontitis

Basistherapie	
VULPUR spag. Peka N Tropfen	→ Mundschleimhautentzündungen
OSS-regen spag. Peka Tropfen	→ Knochenstoffwechsel

Erweiterte Therapie	
OPSONAT spag. Peka Mischung	→ Entzündungen
MUNDIPUR spag. Peka N Mischung	→ Stoffwechseldrainage
HABIFAC spag. Peka N Tropfen	→ Chronizität I Umstimmung

ⓘ **Beachte**
Verträglichkeit des Zahnmaterials

Zur Wiederherstellung der Grundregulation gehören Darmsanierung (Korrelation Haut / Darm), Entgiftung und Eigenblutbehandlungen.

Praxistipp
SE-ONSIL spag. Peka Tropfen mit Sprühkopf versehen und lokal anwenden
Fluor- und Laurylsulfat-freie Zahnpasten verwenden

Übergeordnete Zusammenhänge					
Körpersystem	6 Phasen	Planeten	Psychosomatik	Funktionskreise aus der TCM	Dispositions-mittel
Odontogenes System, Entzündungen	Phase 1–4	Saturn Mars	Abgrenzung der Dinge, die ins System kommen und das System verlassen	Lu/Di, Metall	VERINTEX spag. Peka Tropfen

Pertussis

Basistherapie	
ATUSTRO spag. Peka Tropfen	→ Husten I Krupphusten
ATUSA spag. Peka Mischung	→ Husten I Reizhusten

Erweiterte Therapie	
BROPERT spag. Peka Mischung	→ Husten I Bronchitis
INFRAGIL spag. Peka N Tropfen / Globuli	→ Infekte
DEAS spag. Peka N Tropfen	→ Asthma

Zur Wiederherstellung der Grundregulation gehören Darmsanierung, Entgiftung und Eigenblut-behandlungen.

Übergeordnete Zusammenhänge					
Körpersystem	6 Phasen	Planeten	Psychosomatik	Funktionskreise aus der TCM	Dispositions-mittel
Untere Atemwege, Infektionen	Phase 1–4	Merkur Mars	Kummer, Trauer, Sehnsucht	Lu/Di, Metall	P-sta spag. Peka Tropfen

Pfeiffer'sches Drüsenfieber

→ Siehe Epstein-Barr-Virus

Pharyngitis

Basistherapie	
SE-ONSIL spag. Peka Tropfen	→ bakterielle Entzündung
ATUSTRO spag. Peka Tropfen	→ Husten I Krupphusten

Lokale Therapie	
ITIRESAL spag. Peka Salbe	→ Lymphsystem

Erweiterte Therapie	
INFRAGIL spag. Peka N Tropfen / Globuli	→ Infekte
RICURA spag. Peka N Tropfen	→ Schleimhautaffektion I Rhinitis, Sinusitis

Zur Wiederherstellung der Grundregulation gehören Darmsanierung, Entgiftung und Eigenblutbehandlungen.

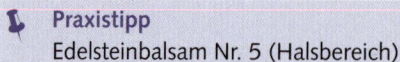 **Praxistipp**
Edelsteinbalsam Nr. 5 (Halsbereich)

Übergeordnete Zusammenhänge					
Körpersystem	6 Phasen	Planeten	Psychosomatik	Funktionskreise aus der TCM	Dispositionsmittel
Obere Atemwege / Haut / Schleimhaut, Entzündungen	Phase 1–3	Venus Mars	Kann es nicht schlucken, es tut weh, etwas zu sich zu nehmen	Lu/Di, Metall; Ma/MP, Erde	P-sta spag. Peka Tropfen

Phlebitis

Basistherapie	
VESTABIL spag. Peka Tropfen	→ Venöse Stase
OPSONAT spag. Peka Mischung	→ Entzündungen

Lokale Therapie	
HAESAL spag. Peka Salbe	→ Venöser Symptomkomplex
LAEVUL spag. Peka N Salbe	→ Wund- und Heilsalbe

Erweiterte Therapie	
HAETRO spag. Peka Tropfen	→ Venöser Symptomkomplex
CLAUPAREST spag. Peka N Tropfen	→ Gefäßdurchblutung | Mikrozirkulation
HECHOCUR spag. Peka N Tropfen	→ Leber-Galle-System

ⓘ **Beachte**
Thrombose

*Zur Wiederherstellung der Grundregulation gehören Darmsanierung, Entgiftung und Eigenblut-
behandlungen.*

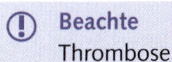 **Praxistipp**
Akutphase → PROAL spag. Peka N Tropfen
Blutegel

Übergeordnete Zusammenhänge					
Körpersystem	6 Phasen	Planeten	Psychosomatik	Funktionskreise aus der TCM	Dispositions-mittel
Venöses System	Phase 1–3	Venus Mars	Der Lebensfluss ist gestört	Ma/MP, Erde; Le/Gb, Holz	ITIRES spag. Peka N Tropfen

Pityriasis versicolor

Basistherapie	
CUTRO spag. Peka Tropfen	→ Haut
MUCAN spag. Peka Tropfen	→ Schleimhautsanierung, Mykosen

Lokale Therapie	
DEMYC spag. Peka N Tropfen äußerlich	→ Begleitmykose
CUTRAL spag. Peka Salbe	→ Haut | hoher Fettanteil
CUTION spag. Peka Lotion	→ Haut | hoher Wasseranteil

Erweiterte Therapie	
INFRAGIL spag. Peka N Tropfen	→ Infekte

Zur Wiederherstellung der Grundregulation gehören Darmsanierung (Korrelation Haut / Darm), Entgiftung und Eigenblutbehandlungen.

Praxistipp
Ozonanwendung äußerlich
DEMYC spag. Peka N Tropfen mit Sprühkopf versehen und lokal anwenden

Übergeordnete Zusammenhänge					
Körpersystem	6 Phasen	Planeten	Psychosomatik	Funktionskreise aus der TCM	Dispositions-mittel
Haut/ Schleimhaut, Infektionen	Phase 2–4	Mond Saturn	Es geht etwas an (unter) die Haut, sich schämen	Lu/Di, Metall	VERINTEX spag. Peka Tropfen

Pleuritis

Basistherapie	
SE-ONSIL spag. Peka Tropfen	→ bakterielle Entzündung
BROPERT spag. Peka Mischung	→ Husten I Bronchitis

Erweiterte Therapie	
INFRAGIL spag. Peka N Tropfen / Globuli	→ Infekte
OPSONAT spag. Peka Mischung	→ Entzündungen
ATUSTRO spag. Peka Tropfen	→ Husten I Krupphusten

Zur Wiederherstellung der Grundregulation gehören Darmsanierung, Entgiftung und Eigenblut-behandlungen.

 Praxistipp
Inhalieren mit ATUSA spag. Peka Mischung

Übergeordnete Zusammenhänge					
Körpersystem	6 Phasen	Planeten	Psychosomatik	Funktionskreise aus der TCM	Dispositions-mittel
Haut/ Schleimhaut, Entzündungen	Phase 1–4	Mars Merkur	Überforderung, seelischer Kummer wird überhört	Lu/Di, Metall; Ma/MP, Erde	VERINTEX spag. Peka Tropfen

Pneumonie

Basistherapie	
ATUSTRO spag. Peka Tropfen	→ Husten I Krupphusten
INFRAGIL spag. Peka N Tropfen / Globuli	→ Infekte
APULO spag. Peka Mischung	→ Husten I Expektorans

Erweiterte Therapie	
ATUSA spag. Peka Mischung	→ Husten I Reizhusten
OPSONAT spag. Peka Mischung	→ Entzündungen
BROPERT spag. Peka Mischung	→ Husten I Bronchitis
DEAS spag. Peka N Tropfen	→ Asthma

ⓘ **Beachte**
Kinder → Sauerstoffsättigung

Zur Wiederherstellung der Grundregulation gehören Darmsanierung, Entgiftung und Eigenblutbehandlungen.

Praxistipp
Inhaltation mit DEAS spag. Peka N Tropfen
Edelsteinbalsam Nr. 4 (Brustbereich)

Übergeordnete Zusammenhänge					
Körpersystem	6 Phasen	Planeten	Psychosomatik	Funktionskreise aus der TCM	Dispositionsmittel
Untere Atemwege, Entzündungen	Phase 1–4	Merkur Mars Jupiter	Kummer, keinen Lebensmut, Verzweiflung, keine Daseinsberechtigung	Lu/Di, Metall	ADOEM spag. Peka N Tropfen

Polyarthritis

→ Siehe Arthritis

Polyneuropathie

Basistherapie	
SECELO spag. Peka Tropfen	→ Neurovegetativum I Unruhe
BOLYMEX spag. Peka Tropfen	→ Borreliosesymptome I Neurovegetativum

Lokale Therapie	
FLAMYAR spag. Peka N Salbe	→ Rheumatische Beschwerden, Verletzungen
ZELLORAN spag. Peka Salbe	→ Zellregeneration

Erweiterte Therapie	
CLAUPAREST spag. Peka N Tropfen	→ Gefäßdurchblutung I Mikrozirkulation
NEUREG spag. Peka Mischung	→ Neurovegetativum I Erschöpfung
DALEKTRO NR Tropfen	→ Elektrolythaushalt
TRIENO spag. Peka Tropfen	→ Ängstliche Anspannung I Reizblase I Inkontinenz
ADOL spag. Peka N Tropfen	→ Schmerzen

Zur Wiederherstellung der Grundregulation gehören Darmsanierung, Entgiftung und Eigenblutbehandlungen.

Übergeordnete Zusammenhänge					
Körpersystem	6 Phasen	Planeten	Psychosomatik	Funktionskreise aus der TCM	Dispositionsmittel
Degenerative Erkrankungen des Nervensystems	Phase 1–6	Merkur	Unkontrolliertheit, Gefühllosigkeit, Selbstzweifel	Ni/Bl, Wasser; He/Dü, Feuer	MUNDIPUR spag. Peka N Mischung

Polypen

→ Siehe adenoide Vegetationen

Prostataerkrankungen

Basistherapie	
PROSCENAT spag. Peka Tropfen	→ Urogenitalsystem I Prostata
ASPAS spag. Peka Tropfen	→ Spasmen

Lokale Therapie	
HAESUP spag. Peka Zäpfchen	→ Venöser Symptomkomplex

Erweiterte Therapie	
TO-EX spag. Peka N Tropfen	→ Gewebeentgiftung
CLAUPAREST spag. Peka N Tropfen	→ Gefäßdurchblutung I Mikrozirkulation
OPSONAT spag. Peka Mischung	→ Entzündungen

Zur Wiederherstellung der Grundregulation gehören Darmsanierung, Entgiftung und Eigenblut-behandlungen.

  Praxistipp
Edelsteinbalsam Nr. 2 (Unterbauchbereich)

Übergeordnete Zusammenhänge					
Körpersystem	6 Phasen	Planeten	Psychosomatik	Funktionskreise aus der TCM	Dispositions-mittel
Urogenitales System	Phase 1–6	Mond Mars	Gelähmter Wille, unerfüllte Liebessehnsucht, sich schämen	Ni/Bl, Wasser; Ma/MP, Erde	KLIFE spag. Peka Tropfen

Pruritus

Basistherapie	
CUTRO spag. Peka Tropfen	→ Haut
HECHOCUR spag. Peka N Tropfen	→ Leber-Galle-System
TO-EX spag. Peka N Tropfen	→ Gewebeentgiftung

Lokale Therapie	
CUTRAL spag. Peka Salbe	→ Haut I hoher Fettanteil
CUTION spag. Peka Lotion	→ Haut I hoher Wasseranteil

Erweiterte Therapie	
SECELO spag. Peka Tropfen	→ Neurovegetativum I Unruhe
PROAL spag. Peka N Tropfen	→ Allergien
MUCAN spag. Peka Tropfen	→ Schleimhautsanierung, Mykosen
AILGENO spag. Peka Tropfen	→ Milz I Roborantium
HABIFAC spag. Peka N Tropfen	→ Chronizität I Umstimmung

Zur Wiederherstellung der Grundregulation gehören Darmsanierung (Korrelation Haut / Darm), Entgiftung und Eigenblutbehandlungen.

Übergeordnete Zusammenhänge					
Körpersystem	6 Phasen	Planeten	Psychosomatik	Funktionskreise aus der TCM	Dispositions-mittel
Haut/ Schleimhaut, Stoffwechsel	Phase 1–6	Venus Mars Saturn	Durch etwas bedrängt fühlen, es werden Grenzen überschritten, aus der Haut fahren, unfähig für sich einzustehen	Le/Gb, Holz; Lu/Di, Metall	ITIRES spag. Peka N Tropfen

Pseudokrupp

→ Siehe Krupp

Psoriasis

Basistherapie	
CUTRO spag. Peka Tropfen	→ Haut
AILGENO spag. Peka Tropfen	→ Milz I Roborantium

Lokale Therapie	
CUTRAL spag. Peka Salbe	→ Haut I hoher Fettanteil
CUTION spag. Peka Lotion	→ Haut I hoher Wasseranteil
ZELLORAN spag. Peka Salbe	→ Zellregeneration

Erweiterte Therapie	
MUNDIPUR spag. Peka N Mischung	→ Stoffwechseldrainage
HABIFAC spag. Peka N Tropfen	→ Chronizität I Umstimmung
MUCAN spag. Peka Tropfen	→ Schleimhautsanierung, Mykosen
P-sta spag. Peka Tropfen	→ Neurovegetativum I Dysbalance I Ängste

Zur Wiederherstellung der Grundregulation gehören Darmsanierung (Korrelation Haut / Darm), Entgiftung und Eigenblutbehandlungen.

Übergeordnete Zusammenhänge					
Körpersystem	6 Phasen	Planeten	Psychosomatik	Funktionskreise aus der TCM	Dispositions-mittel
Haut/ Schleimhaut, Stoffwechsel	Phase 1–6	Saturn	Abgrenzungs-themen, Ausschei-dungsthemen der Seele, alles ist verboten	Lu/Di, Metall	AILGENO spag. Peka Tropfen

Psychovegetative Störungen

→ Siehe vegetative Dystonie

Pyelonephritis / Nephropathie

→ Siehe Nephropathie

Pylorospasmus

Basistherapie	
ASTO spag. Peka Tropfen	→ Magen
ASPAS spag. Peka Tropfen	→ Spasmen
TRIENO spag. Peka Tropfen	→ Ängstliche Anspannung I Reizblase I Inkontinenz

Erweiterte Therapie	
ADOL spag. Peka N Tropfen	→ Schmerzen
SECELO spag. Peka Tropfen	→ Neurovegetativum I Unruhe

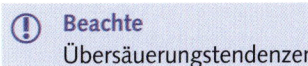
Beachte
Übersäuerungstendenzen

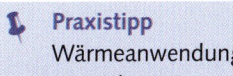
Praxistipp
Wärmeanwendungen
Basentherapie

Übergeordnete Zusammenhänge					
Körpersystem	6 Phasen	Planeten	Psychosomatik	Funktionskreise aus der TCM	Dispositionsmittel
Gastrointestinales System	Phase 1–4	Mond Saturn	Kann den „Lebens"-Brocken nicht schlucken, Abneigung, Hass	Ma/MP, Erde	MUNDIPUR spag. Peka N Mischung

Reizblase

Basistherapie	
TRIENO spag. Peka Tropfen	→ Reizblase | Inkontinenz | Ängstliche Anspannung
SECELO spag. Peka Tropfen	→ Neurovegetativum | Unruhe

Lokale Therapie	
delima feminin	→ Vaginalschleimhaut

Erweiterte Therapie	
ASPAS spag. Peka Tropfen	→ Spasmen
P-sta spag. Peka Tropfen	→ Neurovegetativum | Dysbalance | Ängste
AKUTUR spag. Peka Tropfen	→ Harnwegsinfekt
PROSCENAT spag. Peka Tropfen	→ Urogenitalsystem | Prostata

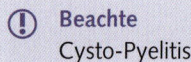

Beachte
Cysto-Pyelitis

Zur Wiederherstellung der Grundregulation gehören Darmsanierung, Entgiftung und Eigenblutbehandlungen.

Praxistipp
Wurmbefall kann Blase reizen
TRIENO spag. Peka Tropfen einschleichend dosieren
Eigenharntherapie

Übergeordnete Zusammenhänge					
Körpersystem	6 Phasen	Planeten	Psychosomatik	Funktionskreise aus der TCM	Dispositionsmittel
Urogenitales System, Reizungen	Phase 1–3	Venus Mond Mars	Nicht geweinte Tränen, verletzt sein, Angst auf eigenen Füßen zu stehen	Ni/Bl, Wasser; Lu/Di, Metall	KLIFE spag. Peka Tropfen

Reizdarm-Syndrom

→ Siehe auch Colitis

Basistherapie	
ENTREGIN spag. Peka Tropfen	→ Darmregulierung I Diarrhoe
ASPAS spag. Peka Tropfen	→ Spasmen
SECELO spag. Peka Tropfen	→ Neurovegetativum I Unruhe

Erweiterte Therapie	
OPSONAT spag. Peka Mischung	→ Entzündungen
P-sta spag. Peka Tropfen	→ Neurovegetativum I Dysbalance I Ängste
PLEVENT spag. Peka N Tropfen	→ Fettstoffwechsel
SPECIOL spag. Peka Tropfen	→ Pankreatopathie
DALEKTRO NR Tropfen	→ Elektrolythaushalt
apo-STOM NR Tee	→ Magen-Darm

Zur Wiederherstellung der Grundregulation gehören Darmsanierung, Entgiftung und Eigenblutbehandlungen.

Übergeordnete Zusammenhänge					
Körpersystem	6 Phasen	Planeten	Psychosomatik	Funktionskreise aus der TCM	Dispositionsmittel
Gastrointestinales System, Milieustörung	Phase 2–4	Merkur Pluto	Dogmatisches Denken, Zwanghaftigkeit, perfektionistisch, überkritisch	Lu/Di, Metall	ASTO spag. Peka Tropfen

Rekonvaleszenz

Basistherapie	
JUVE-CAL spag. Peka NR Mischung	→ Aufbaumittel
NEUREG spag. Peka Mischung	→ Neurovegetativum	Erschöpfung
AILGENO spag. Peka Tropfen	→ Milz	Roborantium

Erweiterte Therapie	
DALEKTRO NR Tropfen	→ Elektrolythaushalt
FEDON spag. Peka N Tropfen	→ Eisenhaushalt
HECHOCUR spag. Peka N Tropfen	→ Leber-Galle-System
SPECIOL spag. Peka Tropfen	→ Pankreatopathie

Zur Wiederherstellung der Grundregulation gehören Darmsanierung, Entgiftung und Eigenblutbehandlungen.

 Praxistipp
Edelsteinbalsam Nr. 1 (Brustbereich)

Übergeordnete Zusammenhänge					
Körpersystem	6 Phasen	Planeten	Psychosomatik	Funktionskreise aus der TCM	Dispositionsmittel
Milz	Phase 4–5	Jupiter	Seelische Erschöpfung, Traurigkeit	Ma/MP, Erde	MUCAN spag. Peka Tropfen

Restless-Legs-Syndrom

Basistherapie	
SECELO spag. Peka Tropfen	→ Neurovegetativum I Unruhe
SOMCUPIN spag. Peka N Tropfen	→ Neurovegetativum I Schlafstörungen

Erweiterte Therapie	
TRIENO spag. Peka Tropfen	→ Ängstliche Anspannung I Reizblase I Inkontinenz
NEUREG spag. Peka Mischung	→ Neurovegetativum I Erschöpfung
DALEKTRO NR Tropfen	→ Elektrolythaushalt
BOLYMEX spag. Peka Tropfen	→ Borreliosesymptome I Neurovegetativum

Übergeordnete Zusammenhänge					
Körpersystem	6 Phasen	Planeten	Psychosomatik	Funktionskreise aus der TCM	Dispositions-mittel
Nervensystem, Reizungen	Phase 3–4	Uranus	Seelischer Stress, weglaufen wollen, Schuldgefühle	Ni/Bl, Wasser; He/Dü, Feuer	HECHOCUR spag. Peka N Tropfen

Rhagaden

Basistherapie	
VERINTEX spag. Peka Tropfen innerlich	→ Chronische Hautstörungen	Warzen
PROAL spag. Peka N Tropfen	→ Allergien

Lokale Therapie	
LAEVUL spag. Peka N Salbe	→ Wund- und Heilsalbe
DERCUT Pflegesalbe	→ Pflegesalbe
DEMYC spag. Peka N Tropfen äußerlich	→ Begleitmykose

Erweiterte Therapie	
CUTRO spag. Peka Tropfen	→ Haut
VULPUR spag. Peka N Tropfen	→ Mundschleimhautentzündungen
MUNDIPUR spag. Peka N Mischung	→ Stoffwechseldrainage

Zur Wiederherstellung der Grundregulation gehören Darmsanierung (Korrelation Haut / Darm), Entgiftung und Eigenblutbehandlungen.

Übergeordnete Zusammenhänge					
Körpersystem	6 Phasen	Planeten	Psychosomatik	Funktionskreise aus der TCM	Dispositionsmittel
Haut/ Schleimhaut	Phase 1–4	Saturn	Grenzen werden verletzt, schmerzhafter Selbstausdruck	Lu/Di, Metall	VERINTEX spag. Peka Tropfen

Rhinitis

Basistherapie	
RICURA spag. Peka N Tropfen	→ Schleimhautaffektion l Rhinitis, Sinusitis
INFRAGIL spag. Peka N Tropfen / Globuli	→ Infekte

Lokale Therapie	
DERCUT Pflegesalbe	→ Pflegesalbe

Erweiterte Therapie	
ITIRES spag. Peka N Tropfen	→ Lymphsystem
PROAL spag. Peka N Tropfen	→ Allergien

Zur Wiederherstellung der Grundregulation gehören Darmsanierung, Entgiftung und Eigenblutbehandlungen.

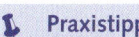 **Praxistipp**
Milch und Apfelsaft meiden

Übergeordnete Zusammenhänge					
Körpersystem	6 Phasen	Planeten	Psychosomatik	Funktionskreise aus der TCM	Dispositionsmittel
Obere Atemwege, Entzündungen	Phase 1–3	Mond Mars	Die Nase voll haben, etwas nicht wahrnehmen wollen	Lu/Di, Metall	ITIRES spag. Peka N Tropfen

Roemheld-Syndrom

→ Siehe auch Meteorismus

Basistherapie	
ASTO spag. Peka Tropfen	→ Magen
ASPAS spag. Peka Tropfen	→ Spasmen

Erweiterte Therapie	
ENTREGIN spag. Peka Tropfen	→ Darmregulierung | Diarrhoe
SPECIOL spag. Peka Tropfen	→ Pankreatopathie
HECHOCUR spag. Peka N Tropfen	→ Leber-Galle-System
CANOMA spag. Peka Tropfen	→ Herz- und Kreislaufregulation
PLEVENT spag. Peka N Tropfen	→ Fettstoffwechsel

Zur Wiederherstellung der Grundregulation gehören Darmsanierung (Korrelation Haut / Darm), Entgiftung und Eigenblutbehandlungen.

Übergeordnete Zusammenhänge					
Körpersystem	6 Phasen	Planeten	Psychosomatik	Funktionskreise aus der TCM	Dispositions-mittel
Gastrointesti-nales System, Milieustörung	Phase 1–4	Mond Merkur Jupiter	Es „drückt" ein Thema, Unsicherheit	Ma/MP, Erde; Le/Gb, Holz	MUCAN spag. Peka Tropfen

Rosacea

Basistherapie	
CUTRO spag. Peka Tropfen	→ Haut
OPSONAT spag. Peka Mischung	→ Entzündungen

Lokale Therapie	
CUTRAL spag. Peka Salbe	→ Haut I hoher Fettanteil
DERCUT Pflegesalbe	→ Pflegesalbe

Erweiterte Therapie	
MUNDIPUR spag. Peka N Mischung	→ Stoffwechseldrainage
SE-ONSIL spag. Peka Tropfen	→ bakterielle Entzündung
HABIFAC spag. Peka N Tropfen	→ Chronizität I Umstimmung

Zur Wiederherstellung der Grundregulation gehören Darmsanierung, Entgiftung und Eigenblutbehandlungen.

Übergeordnete Zusammenhänge					
Körpersystem	6 Phasen	Planeten	Psychosomatik	Funktionskreise aus der TCM	Dispositionsmittel
Haut/ Schleimhaut, Entzündungen	Phase 2–4	Saturn Mars	Empfindliche Grenzerfahrungen, sich schämen für sein Aussehen	Lu/Di, Metall; Pe/3E, Feuer	OPSONAT spag. Peka Mischung

Schilddrüsenfunktionsstörung

Basistherapie	
ASTRU spag. Peka Tropfen	→ Schilddrüsenregulation
HECHOCUR spag. Peka N Tropfen	→ Leber-Galle-System

Lokale Therapie	
ITIRESAL spag. Peka Salbe	→ Lymphsystem

Erweiterte Therapie	
Überfunktion	
SECELO spag. Peka Tropfen	→ Neurovegetativum I Unruhe
PROAL spag. Peka N Tropfen	→ Allergien
Unterfunktion	
P-sta spag. Peka Tropfen	→ Neurovegetativum I Dysbalance I Ängste
NEUREG spag. Peka Mischung	→ Neurovegetativum I Erschöpfung
PLEVENT spag. Peka N Tropfen	→ Fettstoffwechsel

> ⊙ **Beachte**
> Hashimoto / thyreotoxische Krise

Zur Wiederherstellung der Grundregulation gehören Darmsanierung, Entgiftung und Eigenblutbehandlungen.

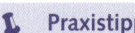

Praxistipp
Edelsteinbalsam Nr. 5 (Halsbereich)

Übergeordnete Zusammenhänge					
Körpersystem	6 Phasen	Planeten	Psychosomatik	Funktionskreise aus der TCM	Dispositions-mittel
Stoffwechsel-störungen	Phase 1–6	Venus	Nie ich, zu früh zuviel Verantwor-tung, „keiner hört mir zu"	Ma/MP, Erde	HECHOCUR spag. Peka N Tropfen

Schlafstörungen

Basistherapie	
SOMCUPIN spag. Peka N Tropfen	→ Neurovegetativum I Schlafstörungen
SECELO spag. Peka Tropfen	→ Neurovegetativum I Unruhe

Erweiterte Therapie	
Stressassoziiert	
HECHOCUR spag. Peka N Tropfen	→ Leber-Galle-System
apo-HEPAT NR Tee	→ Leber-Galle-System
Angstassoziiert	
NEUREG spag. Peka Mischung	→ Neurovegetativum I Erschöpfung
P-sta spag. Peka Tropfen	→ Neurovegetativum I Dysbalance I Ängste
TRIENO spag. Peka Tropfen	→ Reizblase I Inkontinenz I ängstliche Anspannung
Hormonassoziiert	
AILGENO spag. Peka Tropfen	→ Milz I Roborantium
KLIFE spag. Peka Tropfen	→ Hormonsystem I Regulation
delima Kapseln	→ klimakterische Beschwerden

Praxistipp
Geopathische Belastungen

Übergeordnete Zusammenhänge					
Körpersystem	6 Phasen	Planeten	Psychosomatik	Funktionskreise aus der TCM	Dispositionsmittel
Neuro-Psycho-emotionale Störungen	Phase 1–6	Neptun	Seelische Verarbeitungsprobleme, Ängste, Selbstzweifel	Ma/MP, Erde; Le/Gb, Holz; Ni/Bl, Wasser	P-sta spag. Peka Tropfen

Schleimhautentzündungen

Basistherapie	
OPSONAT spag. Peka Mischung	→ Entzündungen

Lokale Therapie	
ITIRESAL spag. Peka Salbe	→ Lymphsystem
VULPUR spag. Peka N Tropfen	→ Mundschleimhautentzündungen
OTIDOLO spag. Peka Ohrentropfen lokal	→ Otitis
delima feminin Vaginalzäpfchen	→ Vaginalschleimhaut

Erweiterte Therapie	
HNO	
INFRAGIL spag. Peka N Tropfen / Globuli	→ Infekte
RICURA spag. Peka N Tropfen	→ Schleimhautaffektion | Rhinitis, Sinusitis
SE-ONSIL spag. Peka Tropfen	→ bakterielle Entzündung
Gastrointestinal	
ASTO spag. Peka Tropfen	→ Magen
apo-STOM NR Tee	→ Magen
ENTREGIN spag. Peka Tropfen	→ Darmregulierung | Diarrhoe
MUNDIPUR spag. Peka N Mischung	→ Stoffwechseldrainage
Urogenital	
UPELVA spag. Peka N Tropfen	→ PMS
AKUTUR spag. Peka Tropfen	→ Harnwegsinfekt
PROSCENAT spag. Peka Tropfen	→ Urogenitalsystem | Prostata

Zur Wiederherstellung der Grundregulation gehören Darmsanierung, Entgiftung und Eigenblutbehandlungen.

Übergeordnete Zusammenhänge					
Körpersystem	6 Phasen	Planeten	Psychosomatik	Funktionskreise aus der TCM	Dispositionsmittel
Haut/ Schleimhaut	Phase 1–6	Mond Mars Merkur	Grenzverletzung des Wesens, sich nicht abgrenzen können, Selbstschutz	Ma/MP, Erde; Lu/Di, Metall	VERINTEX spag. Peka Tropfen

Schmerzen

Basistherapie	
ADOL spag. Peka N Tropfen	→ Schmerzen
P-sta spag. Peka Tropfen	→ Neurovegetativum I Dysbalance I Ängste

Lokale Therapie	
FLAMYAR spag. Peka N Salbe	→ Rheumatische Beschwerden, Verletzungen

Erweiterte Therapie	
Visceral	
ASPAS spag. Peka Tropfen	→ Spasmen
UPELVA spag. Peka N Tropfen	→ PMS
Muskuloskeletal	
AREUTID spag. Peka N Tropfen	→ Rheumatische und degenerative Beschwerden
OSS-regen spag. Peka Tropfen	→ Knochenstoffwechsel
Neuralgisch	
→ Siehe Neuralgie	
Kopfschmerzen	
→ Siehe Kopfschmerzen	

Zur Wiederherstellung der Grundregulation gehören Darmsanierung, Entgiftung und Eigenblutbehandlungen.

Übergeordnete Zusammenhänge					
Körpersystem	6 Phasen	Planeten	Psychosomatik	Funktionskreise aus der TCM	Dispositionsmittel
Bewegungsapparat, Nervensystem	Phase 1–6	Mars	Die Seele setzt Grenzen, es soll etwas geändert werden	abhängig vom Organbereich	ITIRES spag. Peka N Tropfen

Schwindel

Basistherapie	
co-HYPOT spag. Peka Tropfen	→ Hypotonie
P-sta spag. Peka Tropfen	→ Neurovegetativum I Dysbalance I Ängste
CLAUPAREST spag. Peka N Tropfen	→ Gefäßdurchblutung I Mikrozirkulation

Erweiterte Therapie	
HECHOCUR spag. Peka N Tropfen	→ Leber-Galle-System
AILGENO spag. Peka Tropfen	→ Milz I Roborantium

(!) **Beachte**
Therapierefraktär → Neurologie

Übergeordnete Zusammenhänge					
Körpersystem	6 Phasen	Planeten	Psychosomatik	Funktionskreise aus der TCM	Dispositions- mittel
Herz-Kreislauf, Sinnesorgane	Phase 1–6	Neptun Mond	Die Orientierung verlieren, aus der Balance geworfen sein	Ni/Bl, Wasser; Pe/3E, Feuer	P-sta spag. Peka Tropfen

Sehstörungen

Basistherapie	
GLETAR spag. Peka N Tropfen	→ Augenerkrankung
CLAUPAREST spag. Peka N Tropfen	→ Gefäßdurchblutung I Mikrozirkulation

Erweiterte Therapie	
Konjunktiva	
AKUTUR spag. Peka Tropfen	→ Blase
Cornea	
HECHOCUR spag. Peka N Tropfen	→ Galle
Iris	
SPECIOL spag. Peka Tropfen	→ Pankreas
Linse	
ASTO spag. Peka Tropfen	→ Magen
Corpus Vitrium	
DEFAETON spag. Peka N Tropfen	→ Dickdarm
Retina	
ENTREGIN spag. Peka Tropfen	→ Dünndarm

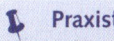   **Praxistipp**
Schwerpunkt der Organentgiftung → Leber

Übergeordnete Zusammenhänge					
Körpersystem	6 Phasen	Planeten	Psychosomatik	Funktionskreise aus der TCM	Dispositions-mittel
Stoffwechsel	Phase 1–6	Sonne	Ich sehe den Weg nicht, ich kann es nicht mehr sehen	Le/Gb, Holz	HECHOCUR spag. Peka N Tropfen

Sinusitis

Basistherapie	
RICURA spag. Peka N Tropfen	→ Schleimhautaffektion I Rhinitis, Sinusitis
INFRAGIL spag. Peka N Tropfen / Globuli	→ Infekte
SE-ONSIL spag. Peka Tropfen	→ bakterielle Entzündung

Erweiterte Therapie	
OPSONAT spag. Peka Mischung	→ Entzündungen
PROAL spag. Peka N Tropfen	→ Allergien
ITIRES spag. Peka N Tropfen	→ Lymphsystem
HABIFAC spag. Peka N Tropfen	→ Chronizität I Umstimmung

Zur Wiederherstellung der Grundregulation gehören Darmsanierung, Entgiftung und Eigenblutbehandlungen.

> **Praxistipp**
> Gesichtsdampfbad mit HABIFAC spag. Peka N Tropfen
> Chronische Sinusitis frontalis → Niere kräftigen → RELIX spag. Peka Tropfen
> Chronische Sinusitis maxillaris → Zahnherde ausschließen

Übergeordnete Zusammenhänge					
Körpersystem	6 Phasen	Planeten	Psychosomatik	Funktionskreise aus der TCM	Dispositions-mittel
Obere Atemwege, Entzündungen	Phase 1–4	Mond Mars	Die Nase voll haben, es hat sich ein Problem festgesetzt	Lu/Di, Metall; Ma/MP, Erde	MUCAN spag. Peka Tropfen

Sodbrennen

Basistherapie	
ASTO spag. Peka Tropfen	→ Magen
ASPAS spag. Peka Tropfen	→ Spasmen

Erweiterte Therapie	
SPECIOL spag. Peka Tropfen	→ Pankreatopathie
OPSONAT spag. Peka Mischung	→ Entzündungen

(!) **Beachte**
Mögliche Säureverschiebung ins Gewebe durch andauernde Säureblockade

Zur Wiederherstellung der Grundregulation gehören Darmsanierung, Entgiftung und Eigenblut-behandlungen.

Praxistipp
Basentherapie

Übergeordnete Zusammenhänge					
Körpersystem	6 Phasen	Planeten	Psychosomatik	Funktionskreise aus der TCM	Dispositions-mittel
Gastrointesti-nales System, Entzündungen	Phase 1–4	Mars Mond	Im Inneren „brennt" es, meine Mitte ist wund	Ma/MP, Erde; Lu/Di, Metall	VERINTEX spag. Peka Tropfen

Sonnenbrand

Basistherapie	
CUTRO spag. Peka Tropfen	→ Haut
AKUTUR spag. Peka Tropfen	→ Schleimhautentzündung I Harnwegsinfekt

Lokale Therapie	
CUTION spag. Peka Lotion	→ Haut I hoher Wasseranteil

Erweiterte Therapie	
PROAL spag. Peka N Tropfen	→ Allergien

Übergeordnete Zusammenhänge					
Körpersystem	6 Phasen	Planeten	Psychosomatik	Funktionskreise aus der TCM	Dispositions-mittel
Haut/ Schleimhaut, Entzündungen	Phase 1–4	Mars Saturn	Zuviel Feuer entzündet, empfindlich	Lu/Di, Metall	ADOEM spag. Peka N Tropfen

Soor

→ Siehe auch Mykosen

Basistherapie	
MUCAN spag. Peka Tropfen	→ Schleimhautsanierung, Mykosen

Erweiterte Therapie	
Oral	
VULPUR spag. Peka N Tropfen	→ Mundschleimhautentzündungen
Dermal	
VER-EX spag. Peka Tropfen	→ Virale Hauterkrankungen
CUTRAL spag. Peka Salbe	→ Haut I hoher Fettanteil
CUTION spag. Peka Lotion	→ Haut I hoher Wasseranteil
DEMYC spag. Peka N Tropfen äußerlich	→ Begleitmykose
Genital	
DEMYC spag. Peka N Tropfen äußerlich	→ Begleitmykose
UPELVA spag. Peka N Tropfen	→ PMS
HAESUP spag. Peka Zäpfchen	→ Venöser Symptomkomplex
HECHOCUR spag. Peka N Tropfen	→ Leber-Galle-System

Zur Wiederherstellung der Grundregulation gehören Darmsanierung, Entgiftung und Eigenblutbehandlungen.

 Praxistipp
Kinder: Schnullerhygiene
Zahnbürste wechseln
Zuckerkarenz

Übergeordnete Zusammenhänge					
Körpersystem	6 Phasen	Planeten	Psychosomatik	Funktionskreise aus der TCM	Dispositions-mittel
Haut/ Schleimhaut, Milieustörung	Phase 1–4	Mond	Innerlich belegt, besetzt von etwas	Lu/Di, Metall	VERINTEX spag. Peka Tropfen

Sportverletzungen

→ Siehe Verletzungen

Steinleiden

Basistherapie	
RELIX spag. Peka Tropfen	→ Niere
HECHOCUR spag. Peka N Tropfen	→ Leber-Galle-System

Erweiterte Therapie	
MUNDIPUR spag. Peka N Mischung	→ Stoffwechseldrainage
ASPAS spag. Peka Tropfen	→ Spasmen
PLEVENT spag. Peka N Tropfen	→ Fettstoffwechsel
AREUTID spag. Peka N Tropfen	→ Rheumatische und degenerative Beschwerden

Zur Wiederherstellung der Grundregulation gehören Darmsanierung, Entgiftung und Eigenblutbehandlungen.

Übergeordnete Zusammenhänge					
Körpersystem	6 Phasen	Planeten	Psychosomatik	Funktionskreise aus der TCM	Dispositions-mittel
Stoffwechsel	Phase 1–6	Saturn	Ein Problem auskristallisieren, etwas lastet schwer auf der Seele	Ni/Bl, Wasser; Le/Gb, Holz	MUNDIPUR spag. Peka N Mischung

Stomatitis

→ Siehe Gastroenteritis

Strahlenbelastung

Basistherapie	
RADINEX spag. Peka Tropfen	→ Strahlenbelastung
ITIRES spag. Peka N Tropfen	→ Lymphsystem

Lokale Therapie
Siehe onkologische Begleittherapie	Radiatio

Erweiterte Therapie	
OPSONAT spag. Peka Mischung	→ Entzündungen
TO-EX spag. Peka N Tropfen	→ Gewebeentgiftung
RELIX spag. Peka Tropfen	→ Niere

Zur Wiederherstellung der Grundregulation gehören Darmsanierung, Entgiftung und Eigenblutbehandlungen.

Übergeordnete Zusammenhänge					
Körpersystem	6 Phasen	Planeten	Psychosomatik	Funktionskreise aus der TCM	Dispositionsmittel
Stoffwechsel	Phase 1–6	Pluto	Einen „Feind" beherbergen	Lu/Di, Metall; Ma/MP, Erde; Le/Gb, Holz	MUCAN spag. Peka Tropfen

Stress

Basistherapie	
NEUREG spag. Peka Mischung	→ Neurovegetativum I Erschöpfung
P-sta spag. Peka Tropfen	→ Neurovegetativum I Dysbalance I Ängste

Erweiterte Therapie	
SECELO spag. Peka Tropfen	→ Neurovegetativum I Unruhe
AILGENO spag. Peka Tropfen	→ Milz I Roborantium
TRIENO spag. Peka Tropfen	→ Ängstliche Anspannung I Reizblase I Inkontinenz
PLEVENT spag. Peka N Tropfen	→ Fettstoffwechsel

Zur Wiederherstellung der Grundregulation gehören Darmsanierung, Entgiftung und Eigenblutbehandlungen.

Praxistipp
Stress → Leber → Bewegung
Edelsteinbalsam Nr. 4 (Brustbereich)

Übergeordnete Zusammenhänge					
Körpersystem	6 Phasen	Planeten	Psychosomatik	Funktionskreise aus der TCM	Dispositions-mittel
Neuro-Psycho-emotionale Störungen	Phase 1–6	Uranus	Entkräftung auf der Seelenebene	Ni/Bl, Wasser; He/Dü, Feuer	DALEKTRO NR Tropfen

Tachykardie

Basistherapie	
co-CALM spag. Peka N Tropfen	→ Herzberuhigung

Erweiterte Therapie	
co-HYPOT spag. Peka Tropfen	→ Hypotonie
co-HYPERT spag. Peka Tropfen	→ Hypertonie
SECELO spag. Peka Tropfen	→ Neurovegetativum I Unruhe
P-sta spag. Peka Tropfen	→ Neurovegetativum I Dysbalance I Ängste
ASTRU spag. Peka Tropfen	→ Schilddrüsenregulation
SOMCUPIN spag. Peka N Tropfen	→ Neurovegetativum I Schlafstörungen

Praxistipp
Häufig ausgelöst durch BWS-Syndrom und/oder Nahrungsmittelallergien

Übergeordnete Zusammenhänge					
Körpersystem	6 Phasen	Planeten	Psychosomatik	Funktionskreise aus der TCM	Dispositions-mittel
Herz-Kreislauf, Neuro-Psycho-emotionale Störungen	Phase 1–6	Sonne Mars	Den Lebens-rhythmus verloren haben, Angststörungen	He/Dü, Feuer; Ni/Bl, Wasser	KLIFE spag. Peka Tropfen

Tendovaginitis

Basistherapie	
AREUTID spag. Peka N Tropfen	→ Rheumatische und degenerative Beschwerden
MUNDIPUR spag. Peka N Mischung	→ Stoffwechseldrainage

Lokale Therapie	
FLAMYAR spag. Peka N Salbe	→ Rheumatische Beschwerden, Verletzungen

Erweiterte Therapie	
HECHOCUR spag. Peka N Tropfen	→ Leber-Galle-System
OPSONAT spag. Peka Mischung	→ Entzündungen
ADOL spag. Peka N Tropfen	→ Schmerzen

Übergeordnete Zusammenhänge					
Körpersystem	6 Phasen	Planeten	Psychosomatik	Funktionskreise aus der TCM	Dispositions-mittel
Bewegungs-apparat, Reizungen	Phase 1–4	Mars Jupiter	Etwas nicht anpacken können	Le/Gb, Holz; Lu/Di, Metall	MUNDIPUR spag. Peka N Mischung

Thrombophlebitis

→ Siehe Phlebitis

Tinnitus

Basistherapie	
CLAUPAREST spag. Peka N Tropfen	→ Gefäßdurchblutung I Mikrozirkulation
SECELO spag. Peka Tropfen	→ Neurovegetativum I Unruhe

Erweiterte Therapie	
co-HYPOT spag. Peka Tropfen	→ Hypotonie
co-HYPERT spag. Peka Tropfen	→ Hypertonie
P-sta spag. Peka Tropfen	→ Neurovegetativum I Dysbalance I Ängste
NEUREG spag. Peka Mischung	→ Neurovegetativum I Erschöpfung
SOMCUPIN spag. Peka N Tropfen	→ Neurovegetativum I Schlafstörungen

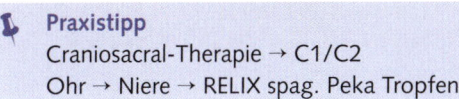

Praxistipp
Craniosacral-Therapie → C1/C2
Ohr → Niere → RELIX spag. Peka Tropfen

Übergeordnete Zusammenhänge					
Körpersystem	6 Phasen	Planeten	Psychosomatik	Funktionskreise aus der TCM	Dispositions-mittel
Sinnesorgane	Phase 1–4	Uranus Merkur	Ich kann es nicht mehr hören, Stressanzeiger	Ni/Bl, Wasser; He/Dü, Feuer	ITIRES spag. Peka N Tropfen

Toxische Belastungen

Basistherapie	
Spagyrische Entgiftung	→ Siehe Kapitel 3.1.2

Erweiterte Therapie
Abhängig von der Causa

Zur Wiederherstellung der Grundregulation gehören Darmsanierung, Entgiftung und Eigenblutbehandlungen.

 Praxistipp
Heilfasten

Übergeordnete Zusammenhänge					
Körpersystem	6 Phasen	Planeten	Psychosomatik	Funktionskreise aus der TCM	Dispositionsmittel
Stoffwechsel	Phase 1–6	Jupiter	Keine Selbstachtung, mutet dem Körper zu viel zu	Le/Gb, Holz; Ma/MP, Erde	MUCAN spag. Peka Tropfen

Trigeminusneuralgie

→ Siehe Neuralgien

Ulcus

→ Siehe Magengeschwür

Ulcus cruris

Basistherapie	
VESTABIL spag. Peka Tropfen	→ Venöse Stase
HECHOCUR spag. Peka N Tropfen	→ Leber-Galle-System

Lokale Therapie	
LAEVUL spag. Peka N Salbe	→ Wund- und Heilsalbe
CUTION spag. Peka Lotion	→ Haut I hoher Wasseranteil
CUTRAL spag. Peka Salbe	→ Haut I hoher Fettanteil

Erweiterte Therapie	
VULPUR spag. Peka N Tropfen	→ Mundschleimhautentzündungen
TO-EX spag. Peka N Tropfen	→ Gewebeentgiftung
SPECIOL spag. Peka Tropfen	→ Pankreatopathie
MUNDIPUR spag. Peka N Mischung	→ Stoffwechseldrainage
OPSONAT spag. Peka Mischung	→ Entzündungen
HAETRO spag. Peka Tropfen	→ Venöser Symptomkomplex

Zur Wiederherstellung der Grundregulation gehören Darmsanierung, Entgiftung und Eigenblut-behandlungen.

 Praxistipp
Lokale Anwendung (nicht in offene Wunden) → VERINTEX spag. Peka Tropfen → Virale Hauterkrankungen

Übergeordnete Zusammenhänge					
Körpersystem	6 Phasen	Planeten	Psychosomatik	Funktionskreise aus der TCM	Dispositions-mittel
Haut/ Schleimhaut	Phase 1–6	Mars Saturn Jupiter	Die Grenze löst sich schmerzhaft auf	Lu/Di, Metall; Ma/MP, Erde	ASTO spag. Peka Tropfen

Unruhezustände

Basistherapie	
SECELO spag. Peka Tropfen	→ Neurovegetativum	Unruhe
SOMCUPIN spag. Peka N Tropfen	→ Neurovegetativum	Schlafstörungen

Erweiterte Therapie	
TRIENO spag. Peka Tropfen	→ Ängstliche Anspannung	Reizblase	Inkontinenz
P-sta spag. Peka Tropfen	→ Neurovegetativum	Dysbalance	Ängste
NEUREG spag. Peka Mischung	→ Neurovegetativum	Erschöpfung
co-HYPERT spag. Peka Tropfen	→ Hypertonie
ASTRU spag. Peka Tropfen	→ Schilddrüsenregulation

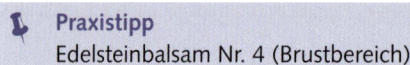

Praxistipp
Edelsteinbalsam Nr. 4 (Brustbereich)

Übergeordnete Zusammenhänge					
Körpersystem	6 Phasen	Planeten	Psychosomatik	Funktionskreise aus der TCM	Dispositions-mittel
Neuro-Psycho-emotionale Störungen	Phase 1–6	Uranus	Weglaufen vor dem eigentlichen Auftrag, Angst, sich selbst zu begegnen	Ni/Bl, Wasser; He/Dü, Feuer	P-sta spag. Peka Tropfen

Urethritis

→ Siehe Harnwegsinfekt

Urtikaria

Basistherapie	
CUTRO spag. Peka Tropfen	→ Haut
PROAL spag. Peka N Tropfen	→ Allergien

Lokale Therapie	
CUTRAL spag. Peka Salbe	→ Haut I hoher Fettanteil
CUTION spag. Peka Lotion	→ Haut I hoher Wasseranteil

Erweiterte Therapie	
HECHOCUR spag. Peka N Tropfen	→ Leber-Galle-System
TO-EX spag. Peka N Tropfen	→ Gewebeentgiftung
SPECIOL spag. Peka Tropfen	→ Pankreatopathie
MUNDIPUR spag. Peka N Mischung	→ Stoffwechseldrainage

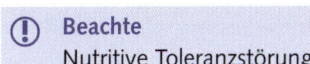 **Beachte**
Nutritive Toleranzstörung

Zur Wiederherstellung der Grundregulation gehören Darmsanierung (Korrelation Haut / Darm), Entgiftung und Eigenblutbehandlungen.

 Praxistipp
An ASS als möglichen Auslöser denken

Übergeordnete Zusammenhänge					
Körpersystem	6 Phasen	Planeten	Psychosomatik	Funktionskreise aus der TCM	Dispositions-mittel
Haut/ Schleimhaut, Stoffwechsel	Phase 1–4	Venus Mars Saturn	Grenzkompensa-tion, alles ist mir zuviel, ich fahre aus der Haut	Lu/Di, Metall	ADOEM spag. Peka N Tropfen

Varikosis

→ Siehe Bindegewebsassoziierte Störungen

Vegetative Dystonie

Basistherapie	
P-sta spag. Peka Tropfen	→ Neurovegetativum I Dysbalance I Ängste
NEUREG spag. Peka Mischung	→ Neurovegetativum I Erschöpfung

Erweiterte Therapie	
SECELO spag. Peka Tropfen	→ Neurovegetativum I Unruhe
DALEKTRO NR Tropfen	→ Elektrolythaushalt
co-HYPOT spag. Peka Tropfen	→ Hypotonie
ASTRU spag. Peka Tropfen	→ Schilddrüsenregulation

📌 **Praxistipp**
Kneipp-Anwendungen
Edelsteinbalsam Nr. 3 und 4 (Brust- und Halsbereich)

Übergeordnete Zusammenhänge					
Körpersystem	6 Phasen	Planeten	Psychosomatik	Funktionskreise aus der TCM	Dispositions-mittel
Neuro-Psycho-emotionale Störungen	Phase 1–4	Merkur Uranus Mond	Vom Leben überfordert, Dysbalance des Wesens	Ni/Bl, Wasser; Ma/MP, Erde; He/Dü, Feuer	DALEKTRO NR Tropfen

Venenleiden

Basistherapie	
VESTABIL spag. Peka Tropfen	→ Venöse Stase

Lokale Therapie	
HAESAL spag. Peka Salbe	→ Venöser Symptomkomplex
HAESUP spag. Peka Zäpfchen	→ Venöser Symptomkomplex
ITIRESAL spag. Peka Salbe	→ Lymphsystem

Erweiterte Therapie	
HECHOCUR spag. Peka N Tropfen	→ Leber-Galle-System
HAETRO spag. Peka Tropfen	→ Venöser Symptomkomplex
SPECIOL spag. Peka Tropfen	→ Pankreatopathie

Zur Wiederherstellung der Grundregulation gehören Darmsanierung, Entgiftung und Eigenblutbehandlungen.

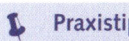 **Praxistipp**
Kneippen, Bewegungstherapie

Übergeordnete Zusammenhänge					
Körpersystem	6 Phasen	Planeten	Psychosomatik	Funktionskreise aus der TCM	Dispositions-mittel
venöses System	Phase 1–4	Venus	Schwierigkeiten das Leben im Fluss zu halten	Ma/MP, Erde; Le/Gb, Holz	AILGENO spag. Peka Tropfen

Verbrennungen

→ Siehe Verletzungen

Verletzungen

Basistherapie	
AREUTID spag. Peka N Tropfen	→ Rheumatische und degenerative Beschwerden
MUNDIPUR spag. Peka N Mischung	→ Stoffwechseldrainage

Lokale Therapie	
LAEVUL spag. Peka N Salbe	→ Wund- und Heilsalbe
FLAMYAR spag. Peka N Salbe	→ Rheumatische Beschwerden, Verletzungen
ITIRESAL spag. Peka Salbe	→ Lymphsystem

Erweiterte Therapie	
ADOL spag. Peka N Tropfen	→ Schmerzen
OSS-regen spag. Peka Tropfen	→ Knochenstoffwechsel
JUVE-CAL spag. Peka NR Mischung	→ Aufbaumittel
VULPUR spag. Peka N Tropfen	→ Blutungen I Mundschleimhautentzündungen

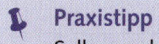

Praxistipp
Salbenverbände mit FLAMYAR spag. Peka N Salbe

Übergeordnete Zusammenhänge					
Körpersystem	6 Phasen	Planeten	Psychosomatik	Funktionskreise aus der TCM	Dispositions-mittel
Bewegungs-apparat, Nervensystem, Reizungen	Phase 1–4	Mars	Das Leben korrigiert, Grenz-erfahrungen	Le/Gb, Holz; Ma/MP, Erde; Ni/Bl, Wasser	MUNDIPUR spag. Peka N Mischung

Warzen

Basistherapie	
VERINTEX spag. Peka Tropfen innerlich	→ Chronische Hautstörungen I Warzen

Lokale Therapie	
VER-EX Tropfen äußerlich	→ Virale Hauterkrankungen
CUTRAL spag. Peka Salbe	→ Haut I hoher Fettanteil

Erweiterte Therapie	
MUNDIPUR spag. Peka N Mischung	→ Stoffwechseldrainage
HABIFAC spag. Peka N Tropfen	→ Chronizität I Umstimmung
INFRAGIL spag. Peka N Tropfen / Globuli	→ Infekte
MUCAN spag. Peka Tropfen	→ Schleimhautsanierung, Mykosen
VULPUR spag. Peka N Tropfen	→ Mundschleimhautentzündungen

Zur Wiederherstellung der Grundregulation gehören Darmsanierung (Korrelation Haut / Darm), Entgiftung und Eigenblutbehandlungen.

 Praxistipp
VULPUR spag. Peka N Tropfen lokal (unverdünnt)

Übergeordnete Zusammenhänge					
Körpersystem	6 Phasen	Planeten	Psychosomatik	Funktionskreise aus der TCM	Dispositions- mittel
Haut/ Schleimhaut, Infektionen	Phase 1–6	Saturn	Etwas besetzt mein System, ich kann es nicht anfassen	Lu/Di, Metall; Ma/MP, Erde	ASTO spag. Peka Tropfen

Wechseljahresbeschwerden

Basistherapie	
KLIFE spag. Peka Tropfen	→ Hormonsystem I Regulation
delima Kapseln	→ klimakterische Beschwerden
HECHOCUR spag. Peka N Tropfen	→ Leber-Galle-System

Lokale Therapie	
delima feminin Vaginalzäpfchen	→ Vaginalschleimhaut

Erweiterte Therapie	
SOMCUPIN spag. Peka N Tropfen	→ Neurovegetativum I Schlafstörungen
P-sta spag. Peka Tropfen	→ Neurovegetativum I Dysbalance
NEUREG spag. Peka Mischung	→ Neurovegetativum I Erschöpfung
PLEVENT spag. Peka N Tropfen	→ Fettstoffwechsel
Astru spag. Peka Tropfen	→ Schilddrüsenregulation

Zur Wiederherstellung der Grundregulation gehören Darmsanierung, Entgiftung und Eigenblut-behandlungen.

 Praxistipp
Aderlass nach H. v. Bingen

Übergeordnete Zusammenhänge					
Körpersystem	6 Phasen	Planeten	Psychosomatik	Funktionskreise aus der TCM	Dispositions-mittel
Haut/ Schleimhaut, Infektionen	Phase 1–6	Venus Mond	Lebensverände-rung, Entwicklung neuer Anteile des Wesens, Ernte	Le/Gb, Holz; Ma/MP, Erde	AILGENO spag. Peka Tropfen

Weichteilrheumatismus

→ Siehe Bindegewebsassoziierte Störungen

Wundbehandlung

→ Siehe Verletzungen

Wundheilungsstörungen

Basistherapie	
CUTRO spag. Peka Tropfen	→ Haut
MUNDIPUR spag. Peka N Mischung	→ Stoffwechseldrainage
VULPUR spag. Peka N Tropfen	→ Blutungen | Mundschleimhautentzündungen

Lokale Therapie	
ITIRESAL spag. Peka Salbe	→ Lymphsystem
KELAN spag. Peka Salbe	→ Narbenbehandlung
LAEVUL spag. Peka N Salbe	→ Wund- und Heilsalbe

Erweiterte Therapie	
OPSONAT spag. Peka Mischung	→ Entzündungen
HABIFAC spag. Peka N Tropfen	→ Chronizität | Umstimmung
SE-ONSIL spag. Peka Tropfen	→ bakterielle Entzündung
GLUREG spag. Peka Tropfen	→ Diabetes
TO-EX spag. Peka N Tropfen	→ Gewebeentgiftung

Zur Wiederherstellung der Grundregulation gehören Darmsanierung (Korrelation Haut / Darm), Entgiftung und Eigenblutbehandlungen.

Praxistipp
medizinischen Honig lokal anwenden

Übergeordnete Zusammenhänge					
Körpersystem	6 Phasen	Planeten	Psychosomatik	Funktionskreise aus der TCM	Dispositions-mittel
Haut/ Schleimhaut	Phase 1–6	Mars Saturn	Nicht heilende seelische Wunden	Lu/Di, Metall; Ma/MP, Erde	MUCAN spag. Peka Tropfen

Wurmerkrankungen

Basistherapie	
ENTREGIN spag. Peka Tropfen	→ Darmregulierung I Diarrhoe
DEFAETON spag. Peka N Tropfen	→ Darmregulierung I Obstipation
PROAL spag. Peka N Tropfen	→ Allergien

Erweiterte Therapie	
MUCAN spag. Peka Tropfen	→ Schleimhautsanierung, Mykosen
HABIFAC spag. Peka N Tropfen	→ Chronizität I Umstimmung

Zur Wiederherstellung der Grundregulation gehören Darmsanierung (Korrelation Haut / Darm), Entgiftung und Eigenblutbehandlungen.

Praxistipp
Beim Erwachsenen Colon-Hydro-Therapie,
ätherische Öle zur Nachbehandlung

Übergeordnete Zusammenhänge					
Körpersystem	6 Phasen	Planeten	Psychosomatik	Funktionskreise aus der TCM	Dispositions-mittel
Milieustörung, Haut/ Schleimhaut	Phase 1–3	Pluto	Etwas kann von der Lebenskraft profitieren, sich ausnutzen lassen	Lu/Di, Metall	VERINTEX spag. Peka Tropfen

Zahnbeschwerden

Basistherapie	
DIFOSS spag. Peka N Globuli	→ Zahnung I Knochenprozesse
OSS-regen spag. Peka Tropfen	→ Knochenstoffwechsel

Lokale Therapie	
VULPUR spag. Peka N Tropfen	→ Mundschleimhautentzündungen

Erweiterte Therapie	
ADOL spag. Peka N Tropfen	→ Schmerzen
SECELO spag. Peka Tropfen	→ Neurovegetativum I Unruhe

> 🔖 **Praxistipp**
> Heilmittel passend zum Zahn-/Organ-Bezug

Übergeordnete Zusammenhänge					
Körpersystem	6 Phasen	Planeten	Psychosomatik	Funktionskreise aus der TCM	Dispositions-mittel
Odontogenes System	Phase 1–3	Saturn Mars	Durchsetzungsver-mögen, Lebensver-änderungsphasen, sich durchbeißen	Ni/Bl, Wasser; Lu/Di, Metall	ASTO spag. Peka Tropfen

Zahnungsbeschwerden

→ Siehe Zahnbeschwerden

Zellulite

→ Siehe Bindegewebsassoziierte Störungen

Zoster

→ Siehe Herpes Infektionen

Zysten

Basistherapie	
OPSONAT spag. Peka Mischung	→ Entzündungen
ENTREGIN spag. Peka Tropfen	→ Darmregulierung | Diarrhoe

Lokale Therapie	
VULPUR spag. Peka N Tropfen	→ Mundschleimhautentzündungen

Erweiterte Therapie	
MUNDIPUR spag. Peka N Mischung	→ Stoffwechseldrainage
RICURA spag. Peka N Tropfen	→ Schleimhautaffektion | Rhinitis, Sinusitis
TO-EX spag. Peka N Tropfen	→ Gewebeentgiftung

Übergeordnete Zusammenhänge					
Körpersystem	6 Phasen	Planeten	Psychosomatik	Funktionskreise aus der TCM	Dispositions- mittel
Haut/ Schleimhaut	Phase 3–4	Mond Mars Merkur	nicht loslassen können, Veränderungen meiden	Lu/Di, Metall	VULPUR spag. Peka N Tropfen

Zystitis (akut)

→ Siehe Harnwegsinfekt

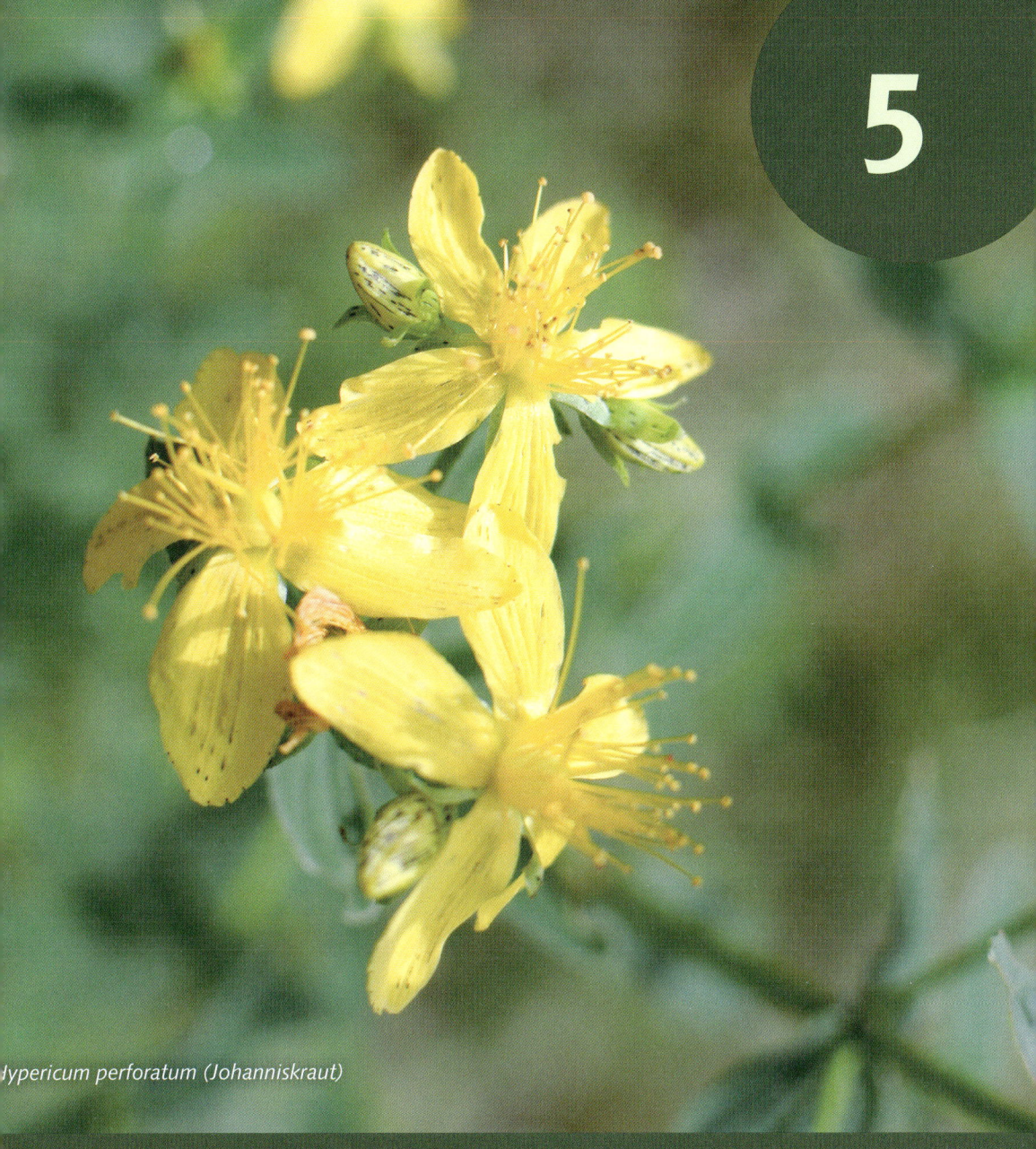

Hypericum perforatum (Johanniskraut)

Inhaltsstoffliste der genannten homöopathisch-spagyrischen Arzneimittel

5

5. Inhaltsstoffliste der genannten homöopathisch-spagyrischen Arzneimittel

Nachstehend finden Sie eine alphabetische Auflistung der Inhaltstoffe mit der Zuordnung zu den oben dargestellten homöopathisch-spagyrischen Arzeimitteln. Die Auflistung beinhaltet sowohl die Eigennamen und gebräuchlichen Formen als auch die deutsche Namensverwendung.

Eigenname	gebräuchliche Form	deutscher Name	Produktbezeichnung	Potenz-stufe
Achillea millefolium	Millefolium	Schafgarbe	ASTO spag. Peka	Ø
Achillea millefolium	Millefolium	Schafgarbe	VULPUR spag. Peka N	D8
Acidum arsenicosum	Arsenicum album	Arsen(III)-oxid	FEPYR spag. Peka	D6
Acidum arsenicosum	Arsenicum album	Arsen(III)-oxid	AILGENO spag. Peka	D6
Acidum benzoicum e resina		Benzoesäure	AKUTUR spag. Peka	D4
Acidum benzoicum e resina		Benzoesäure	RELIX spag. Peka	D4
Acidum formicicum		Ameisensäure	HABIFAC spag. Peka N	D8
Acidum L (+) - lacticum	Acidum sarcolacticum	Milchsäure, rechtsdrehend	GLUREG spag. Peka	D6
Acidum nitricum		Salpetersäure	AKUTUR spag. Peka	D4
Acidum nitricum		Salpetersäure	HABIFAC spag. Peka N	D6
Acidum nitricum		Salpetersäure	HAETRO spag. Peka	D4
Acidum nitricum		Salpetersäure	OPSONAT spag. Peka	D4
Acidum nitricum		Salpetersäure	RELIX spag. Peka	D4
Acidum nitricum		Salpetersäure	VERINTEX spag. Peka	D4
Acidum phosphoricum		Phosphorsäure	JUVE-CAL spag. Peka NR	D4
Acidum phosphoricum		Phosphorsäure	OSS-regen spag. Peka	D3
Acidum phosphoricum		Phosphorsäure	P-sta spag. Peka	D3
Acidum phosphoricum		Phosphorsäure	SECELO spag. Peka	D4
Acidum silicicum	Silicea	Kieselsäure	KELAN spag. Peka	D6
Acidum sulfuricum		Schwefelsäure	GLUREG spag. Peka	D4
Acidum sulfuricum		Schwefelsäure	OPSONAT spag. Peka	D4
Acidum sulfuricum		Schwefelsäure	PROSCENAT spag. Peka	D4
Aconitum napellus		Eisenhut, blauer	co-CALM spag. Peka N	D6
Aconitum napellus		Eisenhut, blauer	FEPYR spag. Peka	D4
Aconitum napellus		Eisenhut, blauer	ADOL spag. Peka N	D12
Aesculus hippocastanum		Rosskastanie	ADOEM spag. Peka N	D4
Aesculus hippocastanum		Rosskastanie	CANGUST spag. Peka	D2
Aesculus hippocastanum		Rosskastanie	HAETRO spag. Peka	D4

Eigenname	gebräuchliche Form	deutscher Name	Produktbezeichnung	Potenz-stufe
Aesculus hippocastanum		Rosskastanie	ITIRESAL spag. Peka	D4
Aesculus hippocastanum		Rosskastanie	VESTABIL spag. Peka	Ø
Aesculus hippocastanum		Rosskastanie	ZELLORAN spag. Peka	D4
Ailanthus altissima	Ailanthus glandulosa	Götterbaum	INFRAGIL spag. Peka N	D3
Ailanthus altissima	Ailanthus glandulosa	Götterbaum	SE-ONSIL spag. Peka	D3
Ailanthus altissima	Ailanthus glandulosa	Götterbaum	PROAL spag. Peka N	D4
Aletris farinosa		Sternwurzel	KLIFE spag. Peka	D2
Allium cepa spag. Peka		Küchenzwiebel	APULO spag. Peka	D4
Allium cepa spag. Peka		Küchenzwiebel	GLUREG spag. Peka	D4
Allium cepa spag. Peka		Küchenzwiebel	RADINEX spag. Peka	D4
Allium sativum		Knoblauch	MUCAN spag. Peka	D6
Amanita muscaria	Agaricus muscarius	Fliegenpilz	co-HYPOT spag. Peka	D4
Amanita muscaria	Agaricus muscarius	Fliegenpilz	MUCAN spag. Peka	D6
Amanita muscaria	Agaricus muscarius	Fliegenpilz	AILGENO spag. Peka	D4
Amanita muscaria	Agaricus muscarius	Fliegenpilz	P-sta spag. Peka	D6
Amanita muscaria	Agaricus muscarius	Fliegenpilz	SECELO spag. Peka	D6
Ammi visnaga spag. Peka		Zahnstocherkraut	ASPAS spag. Peka	Ø
Ammi visnaga spag. Peka		Zahnstocherkraut	DEAS spag. Peka N	D6
Anagallis arvensis		Ackergauchheil	DEMYC spag. Peka N	Ø
Anagallis arvensis		Ackergauchheil	VER-EX	Ø
Anamirta cocculus	Cocculus	Kockelskörner	co-HYPERT spag. Peka	D4
Apis mellifica		Honigbiene	AKUTUR spag. Peka	D3
Apis mellifica		Honigbiene	RELIX spag. Peka	D4
Apocynum cannabinum spag. Peka		Hanfwurzel, kanadische	ADOEM spag. Peka N	D2
Aralia racemosa		Narde, amerikanische	ATUSA spag. Peka	D12
Aralia racemosa		Narde, amerikanische	DEAS spag. Peka N	D8
Araneus Diadematus		Kreuzspinne	CLAUPAREST spag. Peka N	D9
Arctium lappa spag. Peka		Große Klette	RADINEX spag. Peka	D4
Argentum nitricum		Silbernitrat	DALEKTRO NR	D6
Argentum nitricum		Silbernitrat	FEDON spag. Peka N	D6
Argentum nitricum		Silbernitrat	FEPYR spag. Peka	D4
Argentum nitricum		Silbernitrat	INFRAGIL spag. Peka N	D6
Argentum nitricum		Silbernitrat	JUVE-CAL spag. Peka NR	D4
Argentum nitricum		Silbernitrat	NEUREG spag. Peka	D6
Argentum nitricum		Silbernitrat	TO-EX spag. Peka N	D4

Eigenname	gebräuchliche Form	deutscher Name	Produktbezeichung	Potenz-stufe
Argentum nitricum		Silbernitrat	SOMCUPIN spag. Peka N	D4
Argentum nitricum		Silbernitrat	TRIENO spag. Peka	D4
Argentum nitricum		Silbernitrat	VULPUR spag. Peka N	D6
Aristolochia clematitis	Aristolochia	Gewöhnliche Osterluzei	MUCAN spag. Peka	D12
Armoracia rusticana		Meerrettich	ATUSTRO spag. Peka	D4
Armoracia rusticana		Meerrettich	VULPUR spag. Peka N	D4
Arnica montana spag. Peka		Arnika	AREUTID spag. Peka N	D12
Arnica montana spag. Peka		Arnika	CANGUST spag. Peka	D4
Arnica montana spag. Peka		Arnika	CANOMA spag. Peka	D4
Arnica montana spag. Peka		Arnika	CLAUPAREST spag. Peka N	D4
Arnica montana spag. Peka		Arnika	FLAMYAR spag. Peka N	D12
Arnica montana spag. Peka		Arnika	ITIRESAL spag. Peka	D8
Arnica montana spag. Peka		Arnika	LAEVUL spag. Peka N	D8
Arnica montana spag. Peka		Arnika	ZELLORAN spag. Peka	D8
Arnica montana spag. Peka		Arnika	KELAN spag. Peka	D12
Arsenum iodatum		Arsentriiodid	TRIENO spag. Peka	D6
Artemisia abrotanum spag. Peka	Abrotanum	Eberraute	ENTREGIN spag. Peka	Ø
Artemisia abrotanum spag. Peka	Abrotanum	Eberraute	JUVE-CAL spag. Peka NR	D8
Arum maculatum		Aronstaub	ATUSTRO spag. Peka	D4
Asa foetida		Stinkasant	OSS-regen spag. Peka	D3
Atropa belladonna spag. Peka	Belladonna	Tollkirsche	ASPAS spag. Peka	D4
Atropa belladonna spag. Peka	Belladonna	Tollkirsche	ASTO spag. Peka	D4
Atropa belladonna spag. Peka	Belladonna	Tollkirsche	SE-ONSIL spag. Peka	D4
Aurum chloratum		Tetrachlorogold (III)-säure	CANGUST spag. Peka	D6
Aurum chloratum		Tetrachlorogold (III)-säure	GLETAR spag. Peka N	D6
Avena sativa		Hafer	NEUREG spag. Peka	Ø
Avena sativa		Hafer	SOMCUPIN spag. Peka N	Ø
Avena sativa spag. Peka		Hafer	P-sta spag. Peka	D1
Baptisia tinctoria		Indigowurzel, wild	HABIFAC spag. Peka N	D5
Barium carbonicum		Bariumcarbonat	co-HYPERT spag. Peka	D8
Barium carbonicum		Bariumcarbonat	ITIRES spag. Peka N	D8
Barium carbonicum		Bariumcarbonat	JUVE-CAL spag. Peka NR	D12
Barium carbonicum		Bariumcarbonat	SE-ONSIL spag. Peka	D8
Bellis perennis spag. Peka		Gänseblümchen	CUTRAL spag. Peka	D8

Eigenname	gebräuchliche Form	deutscher Name	Produktbezeichung	Potenz-stufe
Bellis perennis spag. Peka		Gänseblümchen	FLAMYAR spag. Peka N	D8
Bellis perennis spag. Peka		Gänseblümchen	HAESAL spag. Peka	D8
Bellis perennis spag. Peka		Gänseblümchen	LAEVUL spag. Peka N	D8
Bellis perennis spag. Peka		Gänseblümchen	OPSONAT spag. Peka	D1
Bellis perennis spag. Peka		Gänseblümchen	OSS-regen spag. Peka	D3
Bellis perennis spag. Peka		Gänseblümchen	RADINEX spag. Peka	D4
Berberis vulgaris spag. Peka		Berberitze	MUNDIPUR spag. Peka N	D6
Berberis vulgaris spag. Peka		Berberitze	RELIX spag. Peka	D3
Betula pendula e foliis		Birke	ZELLORAN spag. Peka	D8
Bryonia cretica spag. Peka		Zaunrübe	APULO spag. Peka	D4
Bryonia cretica spag. Peka		Zaunrübe	AREUTID spag. Peka N	D4
Bryonia cretica spag. Peka		Zaunrübe	ATUSA spag. Peka	D6
Bryonia cretica spag. Peka		Zaunrübe	ATUSTRO spag. Peka	D4
Bryonia cretica spag. Peka		Zaunrübe	BROPERT spag. Peka	D3
Bryonia cretica spag. Peka		Zaunrübe	FEPYR spag. Peka	D4
Bryonia cretica spag. Peka		Zaunrübe	FLAMYAR spag. Peka N	D4
Bryonia cretica spag. Peka		Zaunrübe	MUNDIPUR spag. Peka N	D4
Bryonia cretica spag. Peka		Zaunrübe	OSS-regen spag. Peka	D4
Bryonia cretica spag. Peka		Zaunrübe	TO-EX spag. Peka N	D4
Bryonia cretica spag. Peka		Zaunrübe	ADOL spag. Peka N	D3
Calcium carbonicum		Austern-schalenkalk	DIFOSS spag. Peka N	D10
Calcium fluoratum		Calciumfluorid	ASTRU spag. Peka	D8
Calcium fluoratum		Calciumfluorid	DIFOSS spag. Peka N	D10
Calcium fluoratum		Calciumfluorid	ITIRESAL spag. Peka	D8
Calcium hypophosphorosum		Calcium-hypophosphit	JUVE-CAL spag. Peka NR	D4
Calcium iodatum		Calciumiodid	ITIRES spag. Peka N	D8
Calcium iodatum		Calciumiodid	ITIRESAL spag. Peka	D6
Calcium phosphoricum		Calciumhydro-genphosphat-Dihydrat	FEDON spag. Peka N	D9
Calendula officinalis		Ringelblume	CUTION spag. Peka	D8
Calendula officinalis		Ringelblume	DEMYC spag. Peka N	Ø
Calendula officinalis		Ringelblume	HAESAL spag. Peka	D8
Calendula officinalis		Ringelblume	VULPUR spag. Peka N	D8
Capsella bursa-pastoris spag. Peka	Thlaspi Bursa Pastoris	Hirtentäschelkraut	HAETRO spag. Peka	D4
Capsella bursa-pastoris spag. Peka	Thlaspi Bursa Pastoris	Hirtentäschelkraut	RELIX spag. Peka	Ø

Eigenname	gebräuchliche Form	deutscher Name	Produktbezeichung	Potenz-stufe
Capsella bursa-pastoris spag. Peka	Thlaspi Bursa Pastoris	Hirtentäschelkraut	VULPUR spag. Peka N	D4
Capsicum annuum		Pfeffer, spanischer	RICURA spag. Peka N	D4
Carbo vegetabilis		Holzkohle	CANGUST spag. Peka	D8
Carbo vegetabilis		Holzkohle	CANOMA spag. Peka	D8
Carbo vegetabilis		Holzkohle	co-HYPOT spag. Peka	D8
Causticum Hahnemanni		Ätzstoff	TRIENO spag. Peka	D4
Causticum Hahnemanni		Ätzstoff	VERINTEX spag. Peka	D6
Ceanothus americanus		Säckelblume	AILGENO spag. Peka	D4
Centella asiatica	Hydrocotyle asiatica	Wassernabel	CUTION spag. Peka	D3
Centella asiatica	Hydrocotyle asiatica	Wassernabel	CUTRO spag. Peka	D4
Chamaelirium luteum	Helonias dioica	Einhorwurzel, falsche	KLIFE spag. Peka	D3
Chamaelirium luteum	Helonias dioica	Einhorwurzel, falsche	UPELVA spag. Peka N	D4
Chamomilla recutita		Kamille	DIFOSS spag. Peka N	D8
Chamomilla recutita		Kamille	HAESAL spag. Peka	D8
Chamomilla recutita		Kamille	LAEVUL spag. Peka N	D8
Chelidonium majus		Schöllkraut	VER-EX	D12
Chionanthus virginicus		Fransenbaum	GLUREG spag. Peka	D3
Chionanthus virginicus		Fransenbaum	HECHOCUR spag. Peka N	D2
Chionanthus virginicus		Fransenbaum	SPECIOL spag. Peka	D3
Cinchona pubescens spag. Peka	China	Chinarindenbaum	FEDON spag. Peka N	D12
Cinchona pubescens spag. Peka	China	Chinarindenbaum	FEPYR spag. Peka	D3
Cinchona pubescens spag. Peka	China	Chinarindenbaum	INFRAGIL spag. Peka N	D8
Cinchona pubescens spag. Peka	China	Chinarindenbaum	JUVE-CAL spag. Peka NR	D8
Cinchona pubescens spag. Peka	China	Chinarindenbaum	AILGENO spag. Peka	D6
Cinchona pubescens spag. Peka	China	Chinarindenbaum	NEUREG spag. Peka	D4
Cinchona pubescens spag. Peka	China	Chinarindenbaum	P-sta spag. Peka	D3
Cinnamomum verum		Zimtbaum	VULPUR spag. Peka N	D12
Citrullus colocynthis	Colocynthis	Koloquinte	ASTO spag. Peka	D4
Citrullus colocynthis	Colocynthis	Koloquinte	ENTREGIN spag. Peka	D4
Clematis recta		Waldrebe, aufrechte	ITIRESAL spag. Peka	D3

Eigenname	gebräuchliche Form	deutscher Name	Produktbezeichung	Potenz-stufe
Clematis recta		Waldrebe, aufrechte	SE-ONSIL spag. Peka	Ø
Clematis recta		Waldrebe, aufrechte	TO-EX spag. Peka N	D3
Clematis recta		Waldrebe, aufrechte	VESTABIL spag. Peka	D12
Clematis recta		Waldrebe, aufrechte	VERINTEX spag. Peka	D2
Cobaltum nitricum		Cobalt(II)-nitrat	DALEKTRO NR	D12
Cobaltum nitricum		Cobalt(II)-nitrat	DEAS spag. Peka N	D4
Coffea arabica		Kaffee	co-CALM spag. Peka N	D10
Coffea arabica		Kaffee	SECELO spag. Peka	D8
Coffea arabica		Kaffee	SOMCUPIN spag. Peka N	D10
Colchicum autumnale		Herbstzeitlose	AREUTID spag. Peka N	D12
Colchicum autumnale		Herbstzeitlose	ASTO spag. Peka	D6
Colchicum autumnale		Herbstzeitlose	MUNDIPUR spag. Peka N	D12
Colchicum autumnale		Herbstzeitlose	RELIX spag. Peka	D12
Collinsonia canadensis		Grießwurzel	HAETRO spag. Peka	D2
Collinsonia canadensis		Grießwurzel	VESTABIL spag. Peka	D3
Conium maculatum		Schierling, gefleckter	ASTRU spag. Peka	D6
Conium maculatum		Schierling, gefleckter	ITIRES spag. Peka N	D6
Conium maculatum		Schierling, gefleckter	ITIRESAL spag. Peka	D3
Conium maculatum		Schierling, gefleckter	NEUREG spag. Peka	D4
Conium maculatum		Schierling, gefleckter	PROSCENAT spag. Peka	D4
Convallaria majalis		Maiglöckchen	ADOEM spag. Peka N	D12
Convallaria majalis		Maiglöckchen	co-CALM spag. Peka N	D12
Crataegus spag. Peka		Weißdorn	ASTRU spag. Peka	Ø
Crataegus spag. Peka		Weißdorn	CANOMA spag. Peka	Ø
Crataegus spag. Peka		Weißdorn	co-CALM spag. Peka N	D6
Crataegus spag. Peka		Weißdorn	co-HYPOT spag. Peka	Ø
Cuprum aceticum		Kupfer(II)-acetat	ASPAS spag. Peka	D4
Cuprum aceticum		Kupfer(II)-acetat	ATUSA spag. Peka	D4
Cuprum aceticum		Kupfer(II)-acetat	ATUSTRO spag. Peka	D4
Cuprum aceticum		Kupfer(II)-acetat	CLAUPAREST spag. Peka N	D4
Cuprum aceticum		Kupfer(II)-acetat	DALEKTRO NR	D4
Cuprum aceticum		Kupfer(II)-acetat	DIFOSS spag. Peka N	D6

Eigenname	gebräuchliche Form	deutscher Name	Produktbezeichnung	Potenz-stufe
Cuprum aceticum		Kupfer(II)-acetat	VESTABIL spag. Peka	D4
Cyclamen purpurascens		Alpenveilchen	UPELVA spag. Peka N	D3
Cynara scolymus		Artischocke	CRI-regen spag. Peka	Ø
Cynara scolymus		Artischocke	DEFAETON spag. Peka N	D12
Cynara scolymus		Artischocke	ENTREGIN spag. Peka	Ø
Cynara scolymus		Artischocke	GLETAR spag. Peka N	D8
Cynara scolymus		Artischocke	HECHOCUR spag. Peka N	D8
Cynara scolymus		Artischocke	MUNDIPUR spag. Peka N	D8
Cynara scolymus		Artischocke	PLEVENT spag. Peka N	D12
Cytisus scoparius spag. Peka	Spartium scoparium	Besenginster	ASTRU spag. Peka	D6
Cytisus scoparius spag. Peka	Spartium scoparium	Besenginster	co-HYPOT spag. Peka	Ø
Cytisus scoparius spag. Peka	Spartium scoparium	Besenginster	CRI-regen spag. Peka	Ø
Dactylopius coccus spag. Peka	Coccus cacti	Cochenillelaus	ATUSTRO spag. Peka	D2
Dactylopius coccus spag. Peka	Coccus cacti	Cochenillelaus	BROPERT spag. Peka	D2
Dactylopius coccus spag. Peka	Coccus cacti	Cochenillelaus	DEAS spag. Peka N	D2
Dactylopius coccus spag. Peka	Coccus cacti	Cochenillelaus	RELIX spag. Peka	Ø
Daphne mezereum spag. Peka	Mezereum	Seidelbast	CUTRO spag. Peka	D12
Datura stramonium	Stramonium	Stechapfel, gemeiner	UPELVA spag. Peka N	D10
Delphinium staphisagria spag. Peka	Staphisagria	Stephanskraut	CUTION spag. Peka	D4
Delphinium staphisagria spag. Peka	Staphisagria	Stephanskraut	DEMYC spag. Peka N	D3
Delphinium staphisagria spag. Peka	Staphisagria	Stephanskraut	JUVE-CAL spag. Peka NR	D4
Delphinium staphisagria spag. Peka	Staphisagria	Stephanskraut	NEUREG spag. Peka	D6
Delphinium staphisagria spag. Peka	Staphisagria	Stephanskraut	PROSCENAT spag. Peka	D4
Delphinium staphisagria spag. Peka	Staphisagria	Stephanskraut	SOMCUPIN spag. Peka N	D4
Delphinium staphisagria spag. Peka	Staphisagria	Stephanskraut	UPELVA spag. Peka N	D4
Dioscorea villosa		Yamswurzel	DEFAETON spag. Peka N	D4
Echinacea spag. Peka		Sonnenhut, schmalblättrig	CUTION spag. Peka	D8
Echinacea spag. Peka		Sonnenhut, schmalblättrig	INFRAGIL spag. Peka N	D12

Eigenname	gebräuchliche Form	deutscher Name	Produktbezeichung	Potenz-stufe
Echinacea spag. Peka		Sonnenhut, schmalblättrig	ITIRES spag. Peka N	D12
Echinacea spag. Peka		Sonnenhut, schmalblättrig	RICURA spag. Peka N	D12
Echinacea spag. Peka		Sonnenhut, schmalblättrig	SE-ONSIL spag. Peka	D6
Echinacea spag. Peka		Sonnenhut, schmalblättrig	TO-EX spag. Peka N	D12
Eichhornia crassipes		Wasserhyazinthe	SPECIOL spag. Peka	D2
Equisetum arvense		Ackerschachtel-halm	OSS-regen spag. Peka	Ø
Equisetum arvense		Ackerschachtel-halm	PLEVENT spag. Peka N	D6
Eriodictyon californicum	Yerba santa	Santakraut	DEAS spag. Peka N	D3
Eschscholtzia californica		Goldmohn	SOMCUPIN spag. Peka N	D12
Eupatorium perfoliatum		Wasserhanf	FEPYR spag. Peka	D2
Euphorbium		Wasserhanf	CUTRAL spag. Peka	D4
Euphorbium		Wasserhanf	VER-EX	D6
Euphrasia officinalis spag. Peka		Augentrost	GLETAR spag. Peka N	D2
Euphrasia officinalis spag. Peka		Augentrost	PROAL spag. Peka N	D3
Ferrum metallicum		Eisen, metallisches	DALEKTRO NR	D8
Ferula moschata	Sumbulus moschatus	Moschuswurzel	co-CALM spag. Peka N	D4
Ferula moschata	Sumbulus moschatus	Moschuswurzel	co-HYPERT spag. Peka	D6
Filipendula ulmaria	Spirea ulmaria	Mädesüß	ADOEM spag. Peka N	D6
Flores Calendulae		Ringelblumen-blüten	AKUTUR NR	0
Flores Calendulae		Ringelblumen-blüten	apo-HEPAT NR	0
Flores Calendulae		Ringelblumen-blüten	apo-STOM NR	0
Flores Chamomillae		Kamillenblüten	apo-HEPAT NR	0
Flores Chamomillae		Kamillenblüten	apo-STOM NR	0
Flores Cyani		Kornblumen-blüten	AKUTUR NR	0
Flores Cyani		Kornblumen-blüten	apo-HEPAT NR	0
Flores Cyani		Kornblumen-blüten	apo-STOM NR	0
Folia Betulae		Birkenblätter	AKUTUR NR	0
Folia Melissae		Melissenblätter	apo-STOM NR	0
Folia Menthae pip.		Pfefferminzblätter	apo-HEPAT NR	0

Eigenname	gebräuchliche Form	deutscher Name	Produktbezeichung	Potenz-stufe
Fructus Carvi		Kümmel	apo-HEPAT NR	0
Fructus Foeniculi		Fenchel	apo-HEPAT NR	0
Fumaria officinalis spag. Peka		Erdrauch	CUTRO spag. Peka	D6
Fumaria officinalis spag. Peka		Erdrauch	DEFAETON spag. Peka N	D6
Fumaria officinalis spag. Peka		Erdrauch	VERINTEX spag. Peka	Ø
Galipea officinalis spag. Peka	Angustura	Angusturabaum	OSS-regen spag. Peka	D4
Galium aparine		Klebkraut	ASTRU spag. Peka	Ø
Galium aparine		Klebkraut	ITIRES spag. Peka N	D6
Galium aparine		Klebkraut	TO-EX spag. Peka N	D6
Gelsemium sempervirens		Jasmin, gelb	ATUSTRO spag. Peka	D4
Gelsemium sempervirens		Jasmin, gelb	ADOL spag. Peka N	D4
Glechoma hederacea spag. Peka		Gundelrebe	HABIFAC spag. Peka N	D4
Glechoma hederacea spag. Peka		Gundelrebe	OPSONAT spag. Peka	Ø
Glechoma hederacea spag. Peka		Gundelrebe	AILGENO spag. Peka	D6
Glechoma hederacea spag. Peka		Gundelrebe	TO-EX spag. Peka N	D6
Glechoma hederacea spag. Peka		Gundelrebe	SPECIOL spag. Peka	Ø
Glechoma hederacea spag. Peka		Gundelrebe	RADINEX spag. Peka	D6
Glechoma hederacea spag. Peka		Gundelrebe	VERINTEX spag. Peka	Ø
Graphites		Graphit	CRI-regen spag. Peka	D8
Graphites		Graphit	HABIFAC spag. Peka N	D8
Graphites		Graphit	KLIFE spag. Peka	D8
Graphites		Graphit	KELAN spag. Peka	D6
Gratiola officinalis		Gottesgnaden-kraut	OPSONAT spag. Peka	D4
Gratiola officinalis		Gottesgnaden-kraut	PROAL spag. Peka N	D4
Grindelia robusta spag. Peka		Grindeliakraut	BROPERT spag. Peka	D8
Grindelia robusta spag. Peka		Grindeliakraut	DEAS spag. Peka N	D6
Grindelia robusta spag. Peka		Grindeliakraut	AILGENO spag. Peka	D6
Guajacum		Pockenholz	AREUTID spag. Peka N	D6
Guajacum		Pockenholz	BROPERT spag. Peka	D3
Guajacum		Pockenholz	FLAMYAR spag. Peka N	D4
Guajacum		Pockenholz	OSS-regen spag. Peka	D3
Hamamelis virginiana spag. Peka		Zauberstrauch, virginischer	HAESUP spag. Peka	Ø

Eigenname	gebräuchliche Form	deutscher Name	Produktbezeichung	Potenz-stufe
Harpagophytum procumbens		Teufelskralle	MUNDIPUR spag. Peka N	D12
Hedera helix spag. Peka		Efeu	APULO spag. Peka	D8
Hedera helix spag. Peka		Efeu	ASTRU spag. Peka	D3
Hedera helix spag. Peka		Efeu	ATUSTRO spag. Peka	D6
Hedera helix spag. Peka		Efeu	GLETAR spag. Peka N	D8
Hedera helix spag. Peka		Efeu	ITIRESAL spag. Peka	D6
Hedera helix spag. Peka		Efeu	SPECIOL spag. Peka	D6
Hedera helix spag. Peka		Efcu	ZELLORAN spag. Pcka	D6
Hedera helix spag. Peka		Efeu	RADINEX spag. Peka	D12
Helianthemum canadense	Cistus canadensis	Felsrose	CUTION spag. Peka	D3
Helianthemum canadense	Cistus canadensis	Felsrose	CUTRO spag. Peka	D3
Helianthemum canadense	Cistus canadensis	Felsrose	ITIRES spag. Peka N	D12
Helleborus niger		Christrose	ADOEM spag. Peka N	D4
Hepar sulfuris		Kalkschwefelleber	HABIFAC spag. Peka N	D8
Herba Equiseti		Schachtelhalm-kraut	AKUTUR NR	0
Herba Millefolii		Schafgarbenkraut	apo-HEPAT NR	0
Herba Millefolii		Schafgarbenkraut	apo-STOM NR	0
Herba Solidaginis		Goldrutenkraut	AKUTUR NR	0
Herba Urticae		Brennesselkraut	AKUTUR NR	0
Humulus lupulus		Hopfen	SECELO spag. Peka	Ø
Hydragyrum sulfuratum rubrum	Cinnabaris	Quecksilbersulfid	RICURA spag. Peka N	D12
Hydrastis canadensis		Gelbwurz, kanadische	CUTRAL spag. Peka	D3
Hydrastis canadensis		Gelbwurz, kanadische	OPSONAT spag. Peka	D4
Hydrastis canadensis		Gelbwurz, kanadische	MUCAN spag. Peka	D12
Hydrastis canadensis		Gelbwurz, kanadische	TO-EX spag. Peka N	D4
Hyoscyamus niger spag. Peka		Bilsenkraut	APULO spag. Peka	D4
Hyoscyamus niger spag. Peka		Bilsenkraut	ASPAS spag. Peka	D4
Hyoscyamus niger spag. Peka		Bilsenkraut	ATUSA spag. Peka	D4
Hyoscyamus niger spag. Peka		Bilsenkraut	SECELO spag. Peka	D4
Hypericum perforatum		Johanniskraut	LAEVUL spag. Peka N	D2
Hypericum perforatum		Johanniskraut	SECELO spag. Peka	D2
Hypericum perforatum		Johanniskraut	TRIENO spag. Peka	D2
Hypericum perforatum		Johanniskraut	UPELVA spag. Peka N	D2
Hypericum perforatum		Johanniskraut	KELAN spag. Peka	D6
Iberis amara		Schleifenblume	co-HYPERT spag. Peka	D4

Eigenname	gebräuchliche Form	deutscher Name	Produktbezeichnung	Potenz-stufe
Iberis amara		Schleifenblume	HECHOCUR spag. Peka N	D6
Iberis amara		Schleifenblume	SPECIOL spag. Peka	D3
Iris versicolor		Schwertlilie, buntfarbige	SPECIOL spag. Peka	D3
Juglans regia spag. Peka		Walnuss	ITIRES spag. Peka N	D6
Juglans regia spag. Peka		Walnuss	PROAL spag. Peka N	D6
Juglans regia spag. Peka		Walnuss	RADINEX spag. Peka	D8
Kalium carbonicum		Kaliumcarbonat	CANOMA spag. Peka	D4
Kalium carbonicum		Kaliumcarbonat	co-HYPOT spag. Peka	D4
Kalium carbonicum		Kaliumcarbonat	UPELVA spag. Peka N	D4
Kalium stibyltartarium	Tartarus stibiatus	Brechweinstein	APULO spag. Peka	D6
Kalium stibyltartarium	Tartarus stibiatus	Brechweinstein	BROPERT spag. Peka	D4
Kreosotum		Buchenholzteer	CUTRAL spag. Peka	D6
Kreosotum		Buchenholzteer	RICURA spag. Peka N	D6
Kreosotum		Buchenholzteer	VULPUR spag. Peka N	D6
Lachesis muta		Lanzenviper	CANGUST spag. Peka	D6
Lachesis muta		Lanzenviper	CANOMA spag. Peka	D8
Lachesis muta		Lanzenviper	FEPYR spag. Peka	D7
Lachesis muta		Lanzenviper	INFRAGIL spag. Peka N	D12
Lachesis muta		Lanzenviper	KLIFE spag. Peka	D6
Lachesis muta		Lanzenviper	OPSONAT spag. Peka	D7
Lachesis muta		Lanzenviper	SE-ONSIL spag. Peka	D8
Lachesis muta		Lanzenviper	VESTABIL spag. Peka	D6
Lactuca virosa		Giftlattich	ATUSTRO spag. Peka	D4
Lactuca virosa		Giftlattich	DEAS spag. Peka N	D12
Lactuca virosa		Giftlattich	SOMCUPIN spag. Peka N	D4
Lamium album		Taubnessel	FEDON spag. Peka N	D6
Lamium album		Taubnessel	HAESUP spag. Peka	Ø
Lamium album		Taubnessel	KLIFE spag. Peka	Ø
Ledum palustre		Sumpfporst	CUTION spag. Peka	D4
Ledum palustre		Sumpfporst	CUTRO spag. Peka	D6
Ledum palustre		Sumpfporst	FLAMYAR spag. Peka N	D4
Ledum palustre		Sumpfporst	MUNDIPUR spag. Peka N	D6
Ledum palustre		Sumpfporst	TO-EX spag. Peka N	D6
Ledum palustre		Sumpfporst	ZELLORAN spag. Peka	D3
Ledum palustre		Sumpfporst	KELAN spag. Peka	D12
Leonurus cardiaca		Herzgespann	co-CALM spag. Peka N	D6
Leonurus cardiaca		Herzgespann	PLEVENT spag. Peka N	D4

Eigenname	gebräuchliche Form	deutscher Name	Produktbezeichung	Potenz-stufe
Lobelia inflata spag. Peka		Tabak, india-nischer	co-CALM spag. Peka N	D4
Lobelia inflata spag. Peka		Tabak, india-nischer	co-HYPOT spag. Peka	D4
Lophophytum leandri	Flor de piedra	Steinblüte	ASTRU spag. Peka	D4
Luffa operculata		Esponjilla	RICURA spag. Peka N	D6
Lycopodium clavatum		Bärlapp	HECHOCUR spag. Peka N	D4
Lycopodium clavatum		Bärlapp	JUVE-CAL spag. Peka NR	D12
Lytta vesicatoria	Cantharis	Fliege, spanische	AKUTUR spag. Peka	D4
Lytta vesicatoria	Cantharis	Fliege, spanische	OPSONAT spag. Peka	D4
Lytta vesicatoria	Cantharis	Fliege, spanische	PROSCENAT spag. Peka	D4
Magnesium carbonicum		Magnesiumcarbo-nat, basisches	ASTRU spag. Peka	D8
Magnesium carbonicum		Magnesiumcarbo-nat, basisches	DIFOSS spag. Peka N	D10
Magnesium chloratum		Magnesium-chlorid	co-HYPERT spag. Peka	D6
Magnesium fluoratum		Magnesiumfluorid	KELAN spag. Peka	D12
Mandragora e radice spag. Peka		Alraune	CLAUPAREST spag. Peka N	D6
Mandragora e radice spag. Peka		Alraune	HECHOCUR spag. Peka N	D12
Manganum sulfuricum		Mangan(II)-sulfat	DALEKTRO NR	D6
Manganum sulfuricum		Mangan(II)-sulfat	KELAN spag. Peka	D12
Marrubium vulgare		Andonr, gemeiner	INFRAGIL spag. Peka N	D6
Melilotus officinalis spag. Peka		Steinklee	CLAUPAREST spag. Peka N	D4
Melilotus officinalis spag. Peka		Steinklee	co-HYPERT spag. Peka	Ø
Melilotus officinalis spag. Peka		Steinklee	HAETRO spag. Peka	D12
Melilotus officinalis spag. Peka		Steinklee	VESTABIL spag. Peka	D12
Melilotus officinalis spag. Peka		Steinklee	ZELLORAN spag. Peka	D4
Menyanthes trifoliata		Bitterklee	ADOL spag. Peka N	D3
Myristica fragrans	Nux moschata	Muskatnussbaum	SPECIOL spag. Peka	D4
Nasturtium officinale	Nasturtium aquaticum	Brunnenkresse	INFRAGIL spag. Peka N	D6
Nasturtium officinale	Nasturtium aquaticum	Brunnenkresse	PROSCENAT spag. Peka	Ø
Natrium carbonicum		Natriumcarbonat (Soda)	CRI-regen spag. Peka	D4
Natrium carbonicum		Natriumcarbonat (Soda)	MUNDIPUR spag. Peka N	D4

Eigenname	gebräuchliche Form	deutscher Name	Produktbezeichung	Potenz-stufe
Natrium chloratum	Natrium muriaticum	Natriumchlorid	AILGENO spag. Peka	D12
Natrium phosphoricum		Natriummonohy-drogenphosphat	ASTO spag. Peka	D4
Natrium tetrachloroauratum	Aurum chloratum natronatum	Natriumtetra-chloroaurat(III)	co-HYPERT spag. Peka	D6
Natrium tetrachloroauratum	Aurum chloratum natronatum	Natriumtetra-chloroaurat(III)	SOMCUPIN spag. Peka N	D6
Nerium oleander	Oleander	Oleander	CANOMA spag. Peka	D4
Nicotiana tabacum	Tabacum	Tabak, virginischer	ASPAS spag. Peka	D6
Nicotiana tabacum	Tabacum	Tabak, virginischer	CANGUST spag. Peka	D6
Nicotiana tabacum	Tabacum	Tabak, virginischer	CANOMA spag. Peka	D6
Nicotiana tabacum	Tabacum	Tabak, virginischer	CLAUPAREST spag. Peka N	D6
Nicotiana tabacum	Tabacum	Tabak, virginischer	co-HYPOT spag. Peka	D6
Nicotiana tabacum	Tabacum	Tabak, virginischer	GLETAR spag. Peka N	D6
Nicotiana tabacum	Tabacum	Tabak, virginischer	VESTABIL spag. Peka	D6
Nitroglycerinum	Glonoinum	Glyceroltrinitrat	GLETAR spag. Peka N	D6
Oenanthe aquatica	Phellandrium	Wasserfenchel	BROPERT spag. Peka	D4
Okoubaka aubrevillei		Okoubakabaum	PROAL spag. Peka N	D3
Okoubaka aubrevillei spag. Peka		Okoubakabaum	MUCAN spag. Peka	D6
Ononis spinosa		Heuhechel	PROSCENAT spag. Peka	Ø
Panax ginseng	Ginseng	Ginseng	NEUREG spag. Peka	Ø
Peumus boldus spag. Peka	Boldo	Boldoblätter	CANOMA spag. Peka	D4
Peumus boldus spag. Peka	Boldo	Boldoblätter	DEFAETON spag. Peka N	D6
Peumus boldus spag. Peka	Boldo	Boldoblätter	DIFOSS spag. Peka N	D6
Peumus boldus spag. Peka	Boldo	Boldoblätter	HECHOCUR spag. Peka N	D6
Peumus boldus spag. Peka	Boldo	Boldoblätter	PLEVENT spag. Peka N	D8
Phosphorus		Phosphor, gelber	APULO spag. Peka	D10
Phosphorus		Phosphor, gelber	ATUSA spag. Peka	D6
Phosphorus		Phosphor, gelber	BROPERT spag. Peka	D6
Phosphorus		Phosphor, gelber	DEAS spag. Peka N	D6
Phosphorus		Phosphor, gelber	FEDON spag. Peka N	D10
Phosphorus		Phosphor, gelber	GLUREG spag. Peka	D10
Phosphorus		Phosphor, gelber	HECHOCUR spag. Peka N	D10
Phosphorus		Phosphor, gelber	SPECIOL spag. Peka	D10
Phytolacca americana		Kermesbeere	MUNDIPUR spag. Peka N	D4
Phytolacca americana		Kermesbeere	SE-ONSIL spag. Peka	D4
Pilocarpus jaborandi spag. Peka	Jaborandi	Jaborandistrauch	KLIFE spag. Peka	D3

Eigenname	gebräuchliche Form	deutscher Name	Produktbezeichung	Potenz-stufe
Piper methysticum		Kawa-Kawa	NEUREG spag. Peka	D8
Piper methysticum spag. Peka		Kawa-Kawa	DEMYC spag. Peka N	D8
Piper methysticum spag. Peka		Kawa-Kawa	P-sta spag. Peka	D8
Piper methysticum spag. Peka		Kawa-Kawa	ADOL spag. Peka N	D8
Plantago major spag. Peka		Wegerich, breitblättrig	HAESAL spag. Peka	D3
Plantago major spag. Peka		Wegerich, breitblättrig	HAESUP spag. Peka	Ø
Plantago major spag. Peka		Wegerich, breitblättrig	LAEVUL spag. Peka N	D2
Plantago major spag. Peka		Wegerich, breitblättrig	RICURA spag. Peka N	D6
Plantago major spag. Peka		Wegerich, breitblättrig	TRIENO spag. Peka	Ø
Plumbum aceticum		Bleiacetat (Bleizucker)	CLAUPAREST spag. Peka N	D6
Podophyllum peltatum		Maiapfel	ENTREGIN spag. Peka	D4
Polygala senega	Senega	Schlangenwurzel	APULO spag. Peka	D4
Populus tremuloides spag. Peka		Espe, amerikanische	AKUTUR spag. Peka	D2
Potentilla anserina spag. Peka		Gänsefingerkraut	ASPAS spag. Peka	Ø
Potentilla anserina spag. Peka		Gänsefingerkraut	ENTREGIN spag. Peka	Ø
Potentilla anserina spag. Peka		Gänsefingerkraut	HAESUP spag. Peka	Ø
Prunus laurocerasus	Laurocerasus	Kirschlorbeer	CANGUST spag. Peka	D3
Pseudognaphalium obtusifolium	Gnaphalium polycephalum	Ruhrkraut	AREUTID spag. Peka N	D4
Pulmonaria officinalis		Lungenkraut	APULO spag. Peka	D4
Pulsatilla pratensis spag. Peka		Wiesenküchen-schelle	AKUTUR spag. Peka	D4
Pulsatilla pratensis spag. Peka		Wiesenküchen-schelle	FEDON spag. Peka N	D8
Pulsatilla pratensis spag. Peka		Wiesenküchen-schelle	KLIFE spag. Peka	D3
Radix liquiritiae		Süßholzwurzel	apo-STOM NR	0
Radix Ononidis		Hauhechelwurzel	AKUTUR NR	0
Radix Taraxaci		Löwenzahnwurzel	apo-HEPAT NR	0
Radix Valarianae		Baldrianwurzel	apo-STOM NR	0
Ranunculus bulbosus		Hahnenfuß, knolliger	CUTION spag. Peka	D4
Ranunculus bulbosus		Hahnenfuß, knolliger	CUTRO spag. Peka	D4
Ranunculus bulbosus		Hahnenfuß, knolliger	DEMYC spag. Peka N	D5

Eigenname	gebräuchliche Form	deutscher Name	Produktbezeichnung	Potenz-stufe
Ranunculus bulbosus		Hahnenfuß, knolliger	VERINTEX spag. Peka	D6
Rhamnus frangula	Frangula	Faulbaum	DEFAETON spag. Peka N	D8
Rheum		Chinesischer Rhabarber	DEFAETON spag. Peka N	D8
Rhizoma Curcumae java.		Javanische Gelbwurz	apo-HEPAT NR	0
Rhus aromatica		Sumach, wohlriechender	TRIENO spag. Peka	D4
Robinia pseudoacacia spag. Peka		Scheinakazie	ASTO spag. Peka	D6
Rumex crispus		Ampfer, krauser	ATUSA spag. Peka	D2
Ruta graveolens		Weinraute	VER-EX	D6
Ruta graveolens spag. Peka		Weinraute	CLAUPAREST spag. Peka N	D4
Ruta graveolens spag. Peka		Weinraute	FLAMYAR spag. Peka N	D6
Ruta graveolens spag. Peka		Weinraute	GLETAR spag. Peka N	D6
Ruta graveolens spag. Peka		Weinraute	HAESAL spag. Peka	D3
Ruta graveolens spag. Peka		Weinraute	OSS-regen spag. Peka	D3
Ruta graveolens spag. Peka		Weinraute	KELAN spag. Peka	D12
Salvia officinalis		Salbei	DEMYC spag. Peka N	Ø
Salvia officinalis		Salbei	VULPUR spag. Peka N	D8
Sambucus nigra spag. Peka		Holunder	ADOEM spag. Peka N	D4
Sanguinaria canadensis spag. Peka		Blutwurzel, kanadische	KLIFE spag. Peka	D6
Sanicula europaea		Heildolde	RICURA spag. Peka N	D6
Schoenocaulon officinale	Sabadilla	Läusekraut, mexikanisches	P-sta spag. Peka	D4
Schoenocaulon officinale	Sabadilla	Läusekraut, mexikanisches	ADOL spag. Peka N	D3
Scrophularia nodosa		Braunwurz	ITIRES spag. Peka N	D4
Scrophularia nodosa		Braunwurz	ITIRESAL spag. Peka	D2
Secale cornutum spag. Peka		Mutterkornpilz	ASPAS spag. Peka	D4
Sedum acre		Fetthenne	HAETRO spag. Peka	D6
Selenicereus grandiflorus	Cactus grandiflorus	Königin der Nacht	co-CALM spag. Peka N	D2
Selenium		Selen	DALEKTRO NR	D8
Selenium amorphum		Selen	PROSCENAT spag. Peka	D8
Semecarpus anacardium	Anacardium	Elefantenlausbaum	HAETRO spag. Peka	D4
Semecarpus anacardium	Anacardium	Elefantenlausbaum	P-sta spag. Peka	D10
Semecarpus anacardium	Anacardium	Elefantenlausbaum	SECELO spag. Peka	D4
Semecarpus anacardium	Anacardium	Elefantenlausbaum	VER-EX	D12

Eigenname	gebräuchliche Form	deutscher Name	Produktbezeichung	Potenz-stufe
Semecarpus anacardium	Anacardium	Elefantenlausbaum	ADOL spag. Peka N	D6
Sempervivum tect. spag. Peka		Dach-Hauswurz	CUTRAL spag. Peka	D3
Sempervivum tect. spag. Peka		Dach-Hauswurz	RADINEX spag. Peka	D12
Serenoa repens	Sabal serrulatum	Sägezahnpalme	TRIENO spag. Peka	D2
Silybum marianum	Carduus marianus	Mariendistel	AILGENO spag. Peka	D15
Simarouba cedron	Cedron	Klapperschlan-genbohne	MUCAN spag. Peka	D6
Smilax officinalis	Sarsaparilla	Stechwinde	CUTRO spag. Peka	D12
Smilax officinalis	Sarsaparilla	Stechwinde	PROAL spag. Peka N	D8
Solanum dulcamara	Dulcamara	Nachtschatten, bittersüßer	AREUTID spag. Peka N	D12
Solanum dulcamara	Dulcamara	Nachtschatten, bittersüßer	GLETAR spag. Peka N	D3
Solidago virgaurea		Goldrute, echte	AKUTUR spag. Peka	Ø
Solidago virgaurea		Goldrute, echte	PLEVENT spag. Peka N	D12
Solidago virgaurea		Goldrute, echte	RELIX spag. Peka	Ø
Spigelia anthelmia		Wurmkraut	ADOL spag. Peka N	D3
Stibium sulfuratum nigrum	Antimonium crudum	Antimon(III)-sulfid	ASTO spag. Peka	D8
Stibium sulfuratum nigrum	Antimonium crudum	Antimon(III)-sulfid	VERINTEX spag. Peka	D9
Stigmata maydis spag. Peka		Maisnarben	ADOEM spag. Peka N	D4
Stigmata maydis spag. Peka		Maisnarben	GLUREG spag. Peka	Ø
Strophantus gratus		Strophanthus	CANGUST spag. Peka	D4
Strychnos ignatii spag. Peka	Ignatia	Ignazbohne	ASPAS spag. Peka	D4
Strychnos ignatii spag. Peka	Ignatia	Ignazbohne	DEFAETON spag. Peka N	D6
Strychnos ignatii spag. Peka	Ignatia	Ignazbohne	HAETRO spag. Peka	D8
Strychnos ignatii spag. Peka	Ignatia	Ignazbohne	P-sta spag. Peka	D4
Strychnos nux vomica spag. Peka	Nux vomica	Brechnussbaum	ASTO spag. Peka	D4
Strychnos nux vomica spag. Peka	Nux vomica	Brechnussbaum	NEUREG spag. Peka	D4
Sulfur		Schwefel	VESTABIL spag. Peka	D7
Sulfur		Schwefel	ZELLORAN spag. Peka	D15
Syzygium cumini	Syzygium jambolanum	Jambulbaum	GLUREG spag. Peka	Ø
Taraxacum off.		Löwenzahn	AREUTID spag. Peka N	D12
Taraxacum off. spag. Peka		Löwenzahn	HECHOCUR spag. Peka N	D8
Taraxacum off. spag. Peka		Löwenzahn	PLEVENT spag. Peka N	D8
Taraxacum off. spag. Peka		Löwenzahn	PROAL spag. Peka N	D12
Taraxacum off. spag. Peka		Löwenzahn	VERINTEX spag. Peka	Ø
Teucrium scorodonia spag. Peka		Waldgamander	SE-ONSIL spag. Peka	D12

Eigenname	gebräuchliche Form	deutscher Name	Produktbezeichung	Potenz-stufe
Thallium aceticum		Thallium(I)-acetat	CRI-regen spag. Peka	D8
Thuja occidentalis		Lebensbaum, abendländischer	ADOEM spag. Peka N	D6
Thuja occidentalis		Lebensbaum, abendländischer	HABIFAC spag. Peka N	D10
Thuja occidentalis		Lebensbaum, abendländischer	RICURA spag. Peka N	D6
Thymus vulgaris		Thymian, echter	VER-EX	Ø
Toxicodendron quercifolium	Rhus toxicodendron	Giftsumach	CUTRAL spag. Peka	D8
Toxicodendron quercifolium	Rhus toxicodendron	Giftsumach	FLAMYAR spag. Peka N	D12
Toxicodendron quercifolium	Rhus toxicodendron	Giftsumach	ZELLORAN spag. Peka	D8
Urtica urens		Brennessel, kleine	FEDON spag. Peka N	D6
Usnea barbata		Bartflechte	BROPERT spag. Peka	D12
Ustilago maydis		Maisbrand	CRI-regen spag. Peka	D2
Veratrum album		Germer, weißer	co-HYPOT spag. Peka	D4
Veratrum album		Germer, weißer	ENTREGIN spag. Peka	D4
Viburnum opulus		Schneeball, gemeiner	UPELVA spag. Peka N	D1
Vinca minor spag. Peka		Immergrün, kleines	CUTRAL spag. Peka	D3
Vinca minor spag. Peka		Immergrün, kleines	LAEVUL spag. Peka N	D3
Vincetoxicum hirundinaria		Schwalbenwurz	FEPYR spag. Peka	D2
Vincetoxicum hirundinaria		Schwalbenwurz	HABIFAC spag. Peka N	D8
Vincetoxicum hirundinaria		Schwalbenwurz	INFRAGIL spag. Peka N	D6
Vincetoxicum hirundinaria		Schwalbenwurz	MUCAN spag. Peka	D4
Viola tricolor spag. Peka		Stiefmütterchen	CUTION spag. Peka	D4
Viola tricolor spag. Peka		Stiefmütterchen	CUTRAL spag. Peka	D2
Viola tricolor spag. Peka		Stiefmütterchen	CUTRO spag. Peka	D4
Viscum album spag. Peka		Mistel	co-HYPERT spag. Peka	Ø
Viscum album spag. Peka		Mistel	FLAMYAR spag. Peka N	D4
Viscum album spag. Peka		Mistel	RADINEX spag. Peka	D6
Zanthoxylum fraxineum	Xanthoxylon fraxineum	Gelbholzbaum	UPELVA spag. Peka N	D3
Zincum isovalerianicum		Zinkisovalerianat	SECELO spag. Peka	D4
Zincum isovalerianicum		Zinkisovalerianat	SOMCUPIN spag. Peka N	D5
Zincum isovalerianicum		Zinkisovalerianat	TRIENO spag. Peka	D5
Zincum sulfuricum		Zinksulfat	GLUREG spag. Peka	D3
Zingiber officinalis		Ingwer	AKUTUR spag. Peka	D3